Vanishree Halasinagondhi Shivakumar
Anand S Tegginamani
Shanthala B Mallikarjun

Distúrbios hemorrágicos em crianças

Vanishree Halasinagondhi Shivakumar
Anand S Tegginamani
Shanthala B Mallikarjun

Distúrbios hemorrágicos em crianças

Um guia para os recém-licenciados

ScienciaScripts

Imprint

Any brand names and product names mentioned in this book are subject to trademark, brand or patent protection and are trademarks or registered trademarks of their respective holders. The use of brand names, product names, common names, trade names, product descriptions etc. even without a particular marking in this work is in no way to be construed to mean that such names may be regarded as unrestricted in respect of trademark and brand protection legislation and could thus be used by anyone.

Cover image: www.ingimage.com

This book is a translation from the original published under ISBN 978-620-2-00960-7.

Publisher:
Sciencia Scripts
is a trademark of
Dodo Books Indian Ocean Ltd. and OmniScriptum S.R.L publishing group

120 High Road, East Finchley, London, N2 9ED, United Kingdom
Str. Armeneasca 28/1, office 1, Chisinau MD-2012, Republic of Moldova, Europe
Printed at: see last page
ISBN: 978-620-7-88661-6

ÍNDICE DE CONTEÚDOS

1. <u>INTRODUÇÃO</u>

As perturbações do sistema hematopoiético dizem respeito às doenças do sangue e da medula óssea. Convencionalmente, inclui o estudo dos constituintes do sangue circulante e, por conseguinte, inclui doenças dos glóbulos vermelhos, glóbulos brancos, plaquetas e perturbações hemorrágicas, bem como uma descrição dos grupos sanguíneos e da transfusão sanguínea. [1]

O sangue é um tecido conjuntivo fluido composto por uma porção líquida chamada plasma e uma porção celular constituída por várias células e fragmentos de células, os glóbulos vermelhos, os glóbulos brancos e as plaquetas. Circula pelo corpo através do sistema cardiovascular, transportando o oxigénio, os substratos metabólicos necessários e as hormonas para as células do corpo, ao mesmo tempo que remove o dióxido de carbono e os resíduos. Foi Sir William Harvey, em 17th século, que descreveu a circulação do sangue no corpo humano. [2]

As crianças que apresentam sintomas hemorrágicos podem constituir um desafio diagnóstico significativo. Alguns sintomas hemorrágicos, como epistaxes recorrentes ou hematomas, são frequentes em crianças saudáveis, e a distinção clínica entre crianças normais e crianças com perturbações hemorrágicas pode ser complexa.[3] A hemorragia varia em termos de gravidade, em alguns casos é ligeira e noutros a hemorragia descontrolada das membranas mucosas ou a hemorragia em órgãos internos pode pôr em risco a vida. Clinicamente, em geral, as características das doenças hemorrágicas são a hemorragia espontânea na pele, nas mucosas ou nos tecidos internos, a hemorragia extensa ou prolongada após um traumatismo e a hemorragia em mais do que um local. [4]

O reconhecimento de perturbações hemorrágicas numa criança requer uma história clínica específica, história familiar e exame de potenciais locais de hemorragia antes de se decidir sobre os testes laboratoriais adequados. A recolha do historial é uma parte fundamental da avaliação de uma possível doença hemorrágica. Os antecedentes hemorrágicos são subjectivos, variáveis e evoluem ao longo da vida de uma pessoa. As crianças podem não ter tido desafios hemostáticos suficientes para desenvolver uma história clínica positiva. Existe uma sobreposição entre os sintomas sofridos por pessoas com perturbações hemorrágicas ligeiras e a população normal. A história hemorrágica nas perturbações hemorrágicas graves é claramente anormal. Deve ser feita uma história de medicamentos, incluindo medicamentos comprados sem receita médica e remédios à base de plantas, que possam ser a causa da perturbação hemostática. É mais provável que uma história de hemorragia seja significativa se for de longa duração, quanto mais sintomas estiverem presentes, mais graves forem esses sintomas e mais frequentemente ocorrerem.[5] A história familiar pode fornecer indicações importantes relativamente à potencial hereditariedade de uma doença hemorrágica subjacente.[3]

O diagnóstico das doenças hemorrágicas é clinicamente importante, mesmo que os sintomas sejam inexpressivos, uma vez que os doentes com estas doenças correm um risco acrescido de hemorragia profunda durante procedimentos cirúrgicos ou na sequência de acidentes. A falta de diagnóstico de uma doença hemorrágica pode resultar numa hemorragia não controlada. As doenças hemorrágicas congénitas são normalmente diagnosticadas durante a infância e apresentam-se ao pediatra como um sintoma hemorrágico ou uma história familiar conhecida. A maioria dos casos de defeitos hemostáticos hereditários graves é diagnosticada numa fase precoce da vida, aquando da avaliação de uma hemorragia intracraniana neonatal, hemorragia pós-circuncisão ou hemorragia grave das mucosas. No entanto, os casos moderados e ligeiros de perturbações hemorrágicas podem não ser detectados.[3]

O diagnóstico e a gestão de perturbações hemostáticas adquiridas e congénitas em recém-nascidos diferem dos de doentes mais velhos devido a um sistema hemostático único à nascença e a condições patológicas relacionadas com a idade. O sistema hemostático é dinâmico e dependente da idade, pelo que são necessários vários intervalos de referência que reflictam a idade gestacional e pós-natal dos bebés. A imaturidade do sistema hemostático nos muito jovens torna-os vulneráveis a perturbações hemostáticas adquiridas.[6]

Os estudos laboratoriais de coagulação são efectuados para avaliar sintomas hemorrágicos e antecedentes familiares de sintomas hemorrágicos, ou para despistar perturbações hemorrágicas antes da cirurgia. Os indícios históricos e o exame físico podem, em geral, fazer a distinção entre perturbações das plaquetas e da coagulação.[5] Os testes de rastreio de rotina incluem uma contagem completa de células sanguíneas, contagem de plaquetas e avaliação de uma amostra de sangue periférico, um tempo de protrombina e um tempo de tromboplastina parcial activada. Os testes de coagulação são concebidos para isolar compartimentos específicos da teoria da cascata para dar pistas sobre onde existe uma anomalia.[7]

Com o conhecimento profundo da coagulopatia do doente, o clínico, em conjunto com os hematologistas, pode tomar decisões adequadas relativamente ao tratamento. Devem estar plenamente conscientes dos procedimentos que podem ser efectuados com segurança e daqueles em que podem surgir complicações. O clínico deve consultar o médico e o hematologista do doente para formular um plano de tratamento adequado. Deve conhecer o tipo específico de distúrbio hemorrágico, a gravidade do distúrbio, a frequência e o tratamento dos episódios hemorrágicos e o estado dos inibidores do doente.[8]

A maioria das directrizes sugeridas para os distúrbios hemorrágicos recomenda a utilização da terapia de substituição do fator de coagulação antes da cirurgia oral invasiva e a utilização do bloqueio do nervo alveolar inferior para o tratamento dentário restaurador. Os protocolos bem sucedidos são o resultado da cooperação entre hematologistas e dentistas. Esses protocolos sugerem o uso de concentrado de fator juntamente com o uso de técnicas hemostáticas locais, como sutura, e medidas locais, como o uso de celulose oxidada ou cola de fibrina em conjunto com agentes antifibrinolíticos administrados no pós-operatório, quando apropriado.[9]

2. <u>SANGUE</u>

O sangue é um tecido conjuntivo circulante composto por uma parte líquida chamada plasma e uma parte celular constituída por várias células (glóbulos vermelhos, glóbulos brancos e plaquetas) e fragmentos de células.

<u>Composição do sangue</u> [2]

a. Plasma

Matriz líquida do sangue que contém proteínas dissolvidas. Constitui cerca de 55% do volume do sangue total. Assemelha-se ao líquido intersticial.

Componentes do plasma

1. **Água** (92%): Dissolve e transporta as moléculas e transporta o calor.

2. **Electrólitos**: Constituem iões e a sua concentração é necessária para manter a atividade celular.

3. **Nutrientes**

4. **Resíduos orgânicos**: transporte para os locais de decomposição e remoção.

5. **Proteínas:** São segregadas no fígado. A disfunção hepática altera a composição do plasma

   a) Albuminas: Ajudam no transporte de lípidos. São o principal contribuinte para a concentração osmótica.

   b) Globulinas:

     (i) . Proteínas de transporte de pequenos iões, hormonas e lípidos que normalmente podem ser insolúveis ou removidos pelos rins

     (ii) . Imunoglobulinas (anticorpos).

   c) Fibrinogénio - É um componente essencial do sistema de coagulação.

   (i) Em determinadas condições, converte-se em fibrina, um componente principal insolúvel de um coágulo

(ii) Soro - É a parte restante depois de o plasma ter coagulado e de o coágulo ter sido removido.

6. Lipoproteínas - os lípidos são insolúveis na água, mas quando combinados com albuminas ou globulinas (lipoproteínas), são facilmente dissolvidos no plasma.

B. Elementos formados

1. Glóbulos vermelhos - transportam oxigénio e dióxido de carbono.

2. Glóbulos brancos - componentes do sistema imunitário.

3. Plaquetas - pacotes de citoplasma coberto por membrana importantes na coagulação do sangue

b. <u>Propriedades do sangue</u> [2]

Temperatura: -	38° C.
PH:-	7,35 -7,45 (alcalino)
Volume sanguíneo: -	5-6l (machos)
	4-5l (fêmeas)
Gravidade específica:	1,057 (homens)
	1,053 (mulheres)
Volume de sangue:-	O homem adulto médio contém 5-6 litros de sangue total no sistema cardiovascular e 4-5 litros na mulher adulta

c. <u>Funções do sangue</u> [1,2]

(i) Transportes

O transporte de oxigénio é a principal função dos glóbulos vermelhos. A falha na produção, perda ou disfunção dos glóbulos vermelhos resulta em hipoxia tecidular que afecta o metabolismo de todos os órgãos. Também ajudam no transporte de gases respiratórios, na nutrição e actuam como veículo para o transporte de hormonas, vitaminas, etc. Os mecanismos hemostáticos e de coagulação primários permitem que as funções de transporte do sangue funcionem sem risco de exsanguinação devido a rupturas do compartimento vascular. Uma falha destes mecanismos conduz a uma hemorragia espontânea, ao passo que um defeito nos mecanismos de controlo pode resultar em trombose e oclusão vascular.

(ii) Regulamento

Mantém o equilíbrio ácido-base, o equilíbrio iónico e também ajuda na regulação da temperatura corporal e da pressão arterial.

(iii) Proteção

As células responsáveis pela defesa do hospedeiro contra as infecções são transportadas, no sangue, da medula óssea para os locais de infeção. As infecções por bactérias, vírus e fungos são o resultado previsível de uma falha na produção de leucócitos normais em número adequado. E também pela propriedade da coagulação, protege contra a hemorragia. O sangue tem proteínas adicionais chamadas interferões e complemento que ajudam a proteger contra doenças.

3. <u>DESENVOLVIMENTO DAS CÉLULAS SANGUÍNEAS</u>

A hematopoiese é o processo de desenvolvimento das células sanguíneas, é crucial para a saúde do indivíduo, gera células sanguíneas maduras e funcionais que transportam oxigénio, defendem-nos de infecções e participam na hemostase.[10]

Na vida adulta, a hematopoiese ocorre predominantemente na medula óssea, o tecido mole no centro dos ossos onde se desenvolvem as células sanguíneas. No entanto, em circunstâncias excepcionais, como em determinadas condições patológicas, pode também ocorrer noutros tecidos, incluindo o fígado, os gânglios linfáticos e o baço. No entanto, a situação é diferente no feto e no recém-nascido, onde é normal que a hemopoiese ocorra na medula óssea, nos gânglios linfáticos, no fígado e no baço, bem como no saco vitelino do embrião.[7]

Os órgãos e tecidos envolvidos na hematopoiese têm sido tradicionalmente divididos em tecido mieloide e tecido linfoide. O tecido mieloide inclui a medula óssea e as células dela derivadas. Por exemplo, os eritrócitos, as plaquetas, os granulócitos e os monócitos.[7]

Tecido linfoide constituído pelo timo, pelos gânglios linfáticos e pelo baço. As células sanguíneas aparecem pela primeira vez durante a terceira semana de desenvolvimento embrionário fetal no saco vitelino, mas estas células são geradas a partir de uma população primitiva de células estaminais limitada à produção de células mielóides.[10] Entre as 3rd semanas e os 3rd meses de vida intra-uterina, a eritropoiese ocorre na mesoderme do saco vitelino, sendo esta a única fase em que ocorre no interior dos vasos sanguíneos, o que se designa por *eritropoiese intravascular*. Entre 3rd meses e 5th meses, ocorre no fígado e no baço. Esta fase é conhecida como *fase hepática. A* partir dos 5th meses, a fase hepática começa a parar e a eritropoiese inicia-se na medula óssea vermelha. Esta fase é conhecida como *fase mieloide.* Quando o bebé nasce, toda a eritropoiese ocorre na medula óssea.

As células sanguíneas começam a sua vida na medula óssea a partir de um único tipo de célula chamada célula estaminal hematopoiética pluripotencial, da qual todas as células do sangue circulante acabam por derivar.

Os elementos formados do sangue, como os glóbulos vermelhos, os granulócitos, os monócitos, as plaquetas e os linfócitos, têm uma origem comum a partir de células estaminais hematopoiéticas pluripotentes que se situam no ápice de uma complexa hierarquia de progenitores. A maioria dos trabalhos que apoiam este esquema provém de estudos realizados em ratinhos, mas acredita-se que a hematopoiese no homem se processa de forma altamente análoga. 10À medida que estas células se reproduzem, uma pequena porção permanece exatamente como as células pluripotenciais originais e é retida na medula óssea para manter um fornecimento destas, embora o seu número diminua com a idade. A maioria das células reproduzidas, no entanto, diferencia-se para formar os outros tipos de células. As células em fase intermédia são muito parecidas com as células estaminais pluripotenciais, embora já se tenham comprometido com uma determinada linha de células e sejam chamadas *células estaminais comprometidas*. As diferentes células estaminais comprometidas, quando cultivadas em cultura, produzem colónias de tipos específicos de células sanguíneas.[11]

A célula estaminal pluripotente dá origem a dois tipos de progenitores multipotentes, a célula estaminal linfoide comum e a célula estaminal mieloide comum. A célula estaminal linfoide comum, por sua vez, dá origem a precursores de células T (células pró-T), células B (células pró-B) e células assassinas naturais. A partir da célula estaminal mieloide comum surgem pelo menos três tipos de células estaminais comprometidas, capazes de se diferenciarem ao longo das vias eritroide/ megacariocítica, eosinofílica e granulocítica macrofágica. Em ensaios funcionais, as células estaminais comprometidas são designadas por unidades formadoras de colónias (CFU), porque cada uma pode dar origem a colónias de descendentes diferenciados in vitro.[10]

Uma célula estaminal comprometida que produz eritrócitos é designada por *unidade formadora de colónia-eritrócito*. Da mesma forma, as unidades formadoras de colónias que formam granulócitos e monócitos têm a designação de CFU-GM, e assim por diante. O crescimento e a reprodução das diferentes células estaminais são controlados por múltiplas proteínas denominadas *indutores de crescimento*. Foram descritos quatro grandes indutores de crescimento, cada um com características diferentes. Um deles, a *interleucina-3*, promove o crescimento e a reprodução de praticamente todos os diferentes tipos de células estaminais comprometidas, enquanto os outros induzem o crescimento apenas de tipos específicos de células. Os indutores de crescimento promovem o crescimento mas não a diferenciação das células. Esta é a função de um outro conjunto de proteínas designadas por *indutores de diferenciação*. Cada uma delas faz com que um tipo de célula estaminal comprometida se diferencie um ou mais passos em direção a uma célula sanguínea adulta final. A formação dos indutores de crescimento e dos indutores de diferenciação é, por sua vez, controlada por factores exteriores à medula óssea. Por exemplo, no caso dos eritrócitos (glóbulos vermelhos), a exposição do sangue a um baixo nível de oxigénio durante um longo período de tempo resulta na indução do crescimento, na diferenciação e na produção de um número muito maior de eritrócitos. [11]

Das várias células estaminais comprometidas derivam fases intermédias e, por fim, os precursores morfologicamente reconhecíveis das células diferenciadas, como os proeritroblastos, os mieloblastos, os megacarioblastos, os monoblastos e os eosinofiloblastos, que, por sua vez, dão origem a descendentes maduros. [10]

Uma vez que os elementos sanguíneos maduros são células terminalmente diferenciadas com um tempo de vida finito, o seu número tem de ser constantemente reabastecido. Por conseguinte, as células estaminais devem não só diferenciar-se, mas também auto-renovar-se, uma propriedade essencial das células estaminais. As células estaminais pluripotentes têm a maior capacidade de auto-renovação, mas normalmente a maioria não se encontra no ciclo celular. [10]

As várias fases envolvidas na eritropoiese são as seguintes.[2,11]

    a. Proeritroblastos

    b. Normoblasto precoce

c. Normoblasto intermédio

d. Normoblasto tardio

e. Reticulócitos

f Eritrócito maduro

a. Proeritroblastos

O proeritroblasto ou megablasto é a primeira célula derivada do uniteritroblasto formador de colónias. Tem um tamanho muito grande, com um diâmetro de 20 microns. O seu núcleo é grande e ocupa a célula quase por completo. O núcleo tem dois ou mais nucléolos e uma rede reticular. O proeritroblasto não contém hemoglobina. O citoplasma é de natureza basófila. O proeritroblasto multiplica-se várias vezes e, finalmente, forma a célula da fase seguinte, denominada *normoblasto primitivo.*[2]

b. Normoblasto inicial

É um pouco mais pequeno do que o proeritroblasto, com um diâmetro de cerca de 15 microns. No núcleo, os nucléolos desaparecem. Ocorre condensação da rede de cromatina. O citoplasma é de natureza basófila. Por isso, esta célula é também designada por eritroblasto basófilo. Esta célula evolui para a fase seguinte, denominada *normoblasto intermédio.* [2,11]

c. Normoblasto intermédio

Esta célula é mais pequena do que o normoblasto inicial, com um diâmetro de 10 a 20 microns. O núcleo ainda está presente. Mas a rede de cromatina apresenta uma maior condensação. A hemoglobina começa a aparecer. Por causa da presença da hemoglobina, ela se cora com corantes ácidos e básicos. Por isso, esta célula é chamada de eritroblasto policromófilo ou policromático. Esta célula evolui para a fase seguinte, denominada normoblasto tardio. [11]

d. Normoblasto tardio

O diâmetro da célula diminui ainda mais para cerca de 8 a 10 micrómetros. O núcleo torna-se muito pequeno, com uma rede de cromatina muito condensada, sendo conhecido como núcleo mancha de tinta. O citoplasma torna-se quase acidófilo devido ao aumento da hemoglobina. Assim, a célula é agora designada por eritroblasto ortocrómico. O normoblasto tardio evolui para a fase seguinte denominada *reticulócito*. [2]

e. Reticulócitos

É um pouco maior que a hemácia madura. É também conhecida como hemácia imatura. O citoplasma contém a rede reticular ou retículo, que é formado por restos de organelas desintegradas. Devido à rede reticular, é chamado de reticulócito.

Nos recém-nascidos, a contagem de reticulócitos é de 2 a 6% das hemácias. Estão presentes 2-6 reticulócitos por cada 100 hemácias. O número de reticulócitos diminui durante a primeira semana após o nascimento. Mais tarde, a contagem permanece constante ou abaixo de 1% das hemácias. [2,11]

f. Eritrócito maduro

A rede reticular desaparece e a célula se torna a hemácia madura e adquire a forma bicôncava. O tamanho da célula diminui para 7,2 micrómetros de diâmetro. A hemácia madura tem hemoglobina e não tem núcleo. São necessários 7 dias para o desenvolvimento e maturação das hemácias a partir do proeritroblasto. Os reticulócitos levam mais 2 dias para se tornarem hemácias maduras.

Estrutura dos glóbulos vermelhos

Os glóbulos vermelhos normais são discos biconcavos com um diâmetro médio de cerca de 7,8 micrómetros e uma espessura de 2,5 micrómetros no ponto mais espesso e de 1 micrómetro ou menos no centro. No centro, 1 micrómetro, e na periferia, 2,2 mm. O volume médio dos glóbulos vermelhos é de 90 a 95 micrómetros cúbicos.[2]

A membrana dos glóbulos vermelhos é uma estrutura trilaminar com uma camada lipídica bimolecular interposta entre duas camadas de proteínas. As proteínas importantes na membrana dos eritrócitos são a proteína da banda 3 (nomeada com base na ordem em que migra durante a eletroforese), a glicoforina e a espectrina; os lípidos importantes são os glicolípidos, os fosfolípidos e o colesterol; e os hidratos de carbono formam o esqueleto dos eritrócitos, com uma rede semelhante a uma rede que está ligada à superfície interna da membrana e é responsável pela forma bicôncava dos eritrócitos. [1]

Em homens normais, o número médio de glóbulos vermelhos por milímetro cúbico é de 5.200.000 (±300.000); em mulheres normais, é de 4.700.000 (±300.000). Os glóbulos vermelhos têm a capacidade de concentrar a hemoglobina no fluido celular até cerca de 34 gramas por cada 100 mililitros de células. A concentração não ultrapassa este valor, porque este é o limite metabólico do mecanismo de formação de hemoglobina da célula. [1,2]

O teor de hemoglobina no estado de saúde é de 15,5 +_2,5 g/dl (13-18g/dl) nos homens e de 14+ 2,5 g/dl (11,5-16,5g/dl) nas mulheres. Com base nestes valores normais, é possível derivar uma série de valores absolutos ou índices de glóbulos vermelhos que têm importância diagnóstica. [1]

O valor normal do volume corpuscular médio (VCM) é 85±8fl (77-93fl), a hemoglobina corpuscular média (HCM) é 29,5±2,5pg (27-32pg) e a concentração de hemoglobina corpuscular média (CHCM) é 32,5±2,5g/dl (30-35g/dl). Uma vez que a MCHC é independente da contagem e do tamanho dos glóbulos vermelhos, é considerada de maior significado clínico em comparação com outros valores absolutos. É baixa na anemia por deficiência de ferro, mas é geralmente normal na anemia acróstica. [1]

A principal função dos glóbulos vermelhos, também conhecidos como eritrócitos, é transportar a hemoglobina, que por sua vez transporta o oxigénio dos pulmões para os tecidos. Os glóbulos vermelhos têm outras funções para além do transporte da hemoglobina. Por exemplo, contêm uma grande quantidade de anidrase carbónica, uma enzima que catalisa a reação reversível entre o dióxido de carbono (CO_2) e a água para formar ácido carbónico (H_2CO_3), aumentando a velocidade desta reação vários milhares de vezes. A rapidez desta reação permite que a água do sangue transporte enormes quantidades de CO2 sob a forma de ião bicarbonato (HCO3 -) dos tecidos para os pulmões, onde é reconvertido em CO2 e expelido para a atmosfera como resíduo corporal. A hemoglobina presente nas células é um excelente tampão ácido-base, pelo que os glóbulos vermelhos são responsáveis pela maior parte do poder tampão ácido-base do sangue total.[11]

Regulação da produção de glóbulos vermelhos

Papel da eritropoietina

A massa total de glóbulos vermelhos no sistema circulatório é regulada dentro de limites estreitos, de modo a que esteja sempre disponível um número adequado de glóbulos vermelhos para proporcionar um transporte suficiente de oxigénio dos pulmões para os tecidos, mas sem que as células se tornem tão numerosas que impeçam o fluxo sanguíneo.

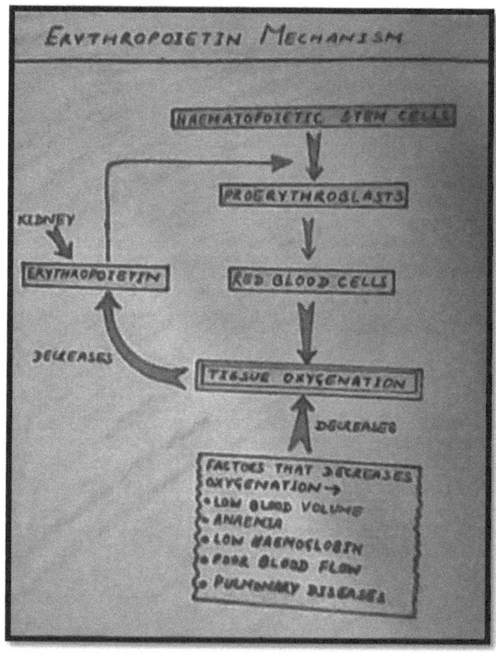

A função do mecanismo da eritropoietina é aumentar a produção de glóbulos vermelhos quando a oxigenação dos tecidos diminui.[11]

A oxigenação dos tecidos é o regulador mais essencial da produção de glóbulos vermelhos. Qualquer situação que provoque a diminuição da quantidade de oxigénio transportado para os tecidos aumenta normalmente a taxa de produção de glóbulos vermelhos. Assim, quando uma pessoa fica extremamente *anémica* em consequência de uma hemorragia ou de qualquer outra situação, a medula óssea começa imediatamente a produzir grandes quantidades de glóbulos vermelhos. Além disso, a destruição de grandes porções da medula óssea por qualquer meio, especialmente por terapia de raios X, causa hiperplasia da medula óssea remanescente, tentando assim suprir a procura de glóbulos vermelhos no corpo. Em *altitudes* muito *elevadas,* onde a quantidade de oxigénio no ar é muito reduzida, o oxigénio é transportado em quantidade insuficiente para os tecidos e a produção de glóbulos vermelhos aumenta muito. Neste caso, não é a concentração de glóbulos vermelhos no sangue que controla a produção de glóbulos vermelhos, mas sim a quantidade de oxigénio transportada para os tecidos em relação à procura de oxigénio pelos tecidos. Várias doenças da circulação que provocam uma diminuição do fluxo sanguíneo através dos vasos periféricos e, em particular, as que provocam uma falha na absorção de oxigénio pelo sangue à medida que este passa pelos pulmões, também podem aumentar a taxa de produção de glóbulos vermelhos. Isto é especialmente evidente na *insuficiência cardíaca* prolongada e em muitas *doenças pulmonares,* porque a hipóxia tecidular resultante destas condições aumenta a produção de glóbulos vermelhos, com o consequente aumento do hematócrito e, normalmente, também do volume total de sangue.[11] O principal estímulo para a produção de glóbulos vermelhos em estados de baixa oxigenação é uma hormona circulante chamada *eritropoietina,* uma glicoproteína com um peso molecular de cerca de 34.000. Na ausência de eritropoietina, a hipóxia tem pouco ou nenhum efeito na estimulação da produção de glóbulos vermelhos. Mas quando o sistema de eritropoietina está a funcionar, a hipoxia provoca um aumento acentuado da produção de eritropoietina e esta, por sua vez, aumenta a produção de glóbulos vermelhos até que a hipoxia seja aliviada.[1,11]

Numa pessoa normal, cerca de 90 por cento de toda a eritropoietina é formada nos rins; a restante é formada principalmente no fígado. Na ausência de eritropoietina, a medula óssea forma poucos glóbulos vermelhos. No outro extremo, quando estão disponíveis grandes quantidades de eritropoietina, e se houver abundância de ferro e de outros nutrientes necessários, a taxa de produção de glóbulos vermelhos pode aumentar até 10 ou mais vezes o normal. Por conseguinte, o mecanismo de controlo da produção de glóbulos vermelhos pela eritropoietina é um mecanismo poderoso.[11]

Formação da hemoglobina *[11]*

Os proeritroblastos continuam a formar-se mesmo na fase de reticulócitos dos glóbulos vermelhos. Por isso, quando os reticulócitos saem da medula óssea e passam para a corrente sanguínea, continuam a formar quantidades mínimas de hemoglobina durante mais um dia ou mais, até se tornarem eritrócitos maduros.

Os passos químicos básicos na formação da hemoglobina são os seguintes:

Formação da hemoglobina

Em primeiro lugar, a succinil-CoA, formada no ciclo metabólico de Krebs, que se liga à glicina para formar uma molécula de pirrol. Por sua vez, quatro pirróis combinam-se para formar a protoporfirina IX, que depois se combina com o ferro para formar a molécula de *heme*. Por fim, cada molécula de heme combina-se com uma longa cadeia polipeptídica, uma *globina* sintetizada pelos ribossomas, formando uma subunidade da hemoglobina denominada *cadeia de hemoglobina* . Cada cadeia tem um peso molecular de cerca de 16.000; quatro destas cadeias ligam-se livremente para formar a molécula de hemoglobina completa.

Estrutura básica da molécula de hemoglobina, mostrando uma das quatro cadeias heme que se unem para formar a molécula de hemoglobina.

Existem diversas variações ligeiras nas diferentes cadeias de subunidades da hemoglobina, dependendo da composição de aminoácidos da porção polipeptídica. Os diferentes tipos de cadeias são designados cadeias *alfa, cadeias beta, cadeias gama* e *cadeias delta.* A forma mais comum de hemoglobina no ser humano adulto, a *hemoglobina A,* é uma combinação de *duas cadeias alfa* e *duas cadeias beta.* A hemoglobina A tem um peso molecular de 64.458. Como cada cadeia de hemoglobina tem um grupo prostético heme que contém um átomo de ferro, e como há quatro cadeias de hemoglobina em cada molécula de hemoglobina, encontram-se quatro átomos de ferro em cada molécula de hemoglobina; cada um deles pode ligar-se livremente a uma molécula de oxigénio, perfazendo um total de quatro moléculas de oxigénio (ou oito átomos de oxigénio) que podem ser transportadas por cada molécula de hemoglobina.Os tipos de cadeias de hemoglobina na molécula de hemoglobina determinam a afinidade de ligação da hemoglobina ao oxigénio. As anomalias das cadeias podem também alterar as características físicas da molécula de hemoglobina. Por exemplo, na *anemia falciforme,* o aminoácido *valina* é substituído pelo *ácido glutâmico num* ponto de cada uma das duas cadeias beta. Quando este tipo de hemoglobina é exposto a pouco oxigénio, forma cristais alongados no interior dos glóbulos vermelhos, por vezes com 15 micrómetros de comprimento. Esses cristais tornam quase impossível a passagem das células através de muitos capilares pequenos e as extremidades pontiagudas dos cristais podem romper as membranas celulares, levando à anemia falciforme. [11]

A caraterística mais importante da molécula de hemoglobina é a sua capacidade de se combinar livremente e de forma reversível com o oxigénio. A principal função da hemoglobina no organismo é combinar-se com o oxigénio nos pulmões e, em seguida, libertar rapidamente este oxigénio nos capilares dos tecidos periféricos, onde a tensão gasosa do oxigénio é muito mais baixa do que nos pulmões.[11]

Normalmente, o tempo de vida das hemácias é de cerca de 120 dias. À medida que a idade das hemácias aumenta, as enzimas que protegem os eritrócitos dos efeitos nocivos do oxigénio começam a perder a sua eficiência, pelo que começam a surgir danos oxidativos e as hemácias tornam-se bastante rígidas, esferoidais e frágeis.[2]

Génese dos glóbulos brancos (Leucopoiese)

Os leucócitos, também designados por glóbulos brancos, são as unidades móveis do sistema de proteção do organismo. Os leucócitos são células nucleadas de vida curta sem hemoglobina. Os leucócitos têm origem em células estaminais hematopoiéticas pluripotentes da medula óssea ou do tecido linfoide; sob várias influências externas e mecanismos de regulação, incluindo citocinas e proteínas da matriz, as células estaminais desenvolvem-se em células progenitoras de várias linhagens.[11]

Os leucócitos são principalmente classificados em dois tipos, dependendo da presença ou ausência de grânulos no citoplasma. São eles,

    a. Granulócitos

    b. Agranulócitos

Os granulócitos estão com os grânulos. As células com grânulos são,

    1. Nucrófilos

    2. Eosinófilos

    3. Basófilos.

Os agranulócitos não têm grânulos. As células sem grânulos são,

    1. Monócitos

    2. Linfócitos

Os leucócitos são formados parcialmente na medula óssea (granulócitos, monócitos e alguns linfócitos) e parcialmente no tecido linfático (linfócitos e plasmócitos). Após a formação, são transportados no sangue para diferentes partes do corpo onde são necessários. [2]

Génese dos glóbulos brancos.

Os glóbulos brancos formados na medula óssea são armazenados na medula até serem necessários no sistema circulatório. Depois, quando surge a necessidade, vários factores fazem com que sejam libertados. Normalmente, são armazenados na medula óssea cerca de três vezes mais glóbulos brancos do que os que circulam no sangue total. Isto representa um fornecimento de cerca de 6 dias destas células. O tempo de vida dos granulócitos depois de libertados da medula óssea é normalmente de 4 a 8 horas a circular no sangue e mais 4 a 5 dias nos tecidos onde são necessários. Em caso de infeção grave dos tecidos, este tempo de vida total é frequentemente reduzido para apenas algumas horas, uma vez que os granulócitos se dirigem ainda mais rapidamente para a zona infetada, desempenham as suas funções e, no processo, são eles próprios destruídos. [2]

Os granulócitos e os monócitos são formados apenas na medula óssea. Os linfócitos e os plasmócitos são produzidos principalmente nos vários tecidos linfogénicos, especialmente nas glândulas linfáticas, no baço, no timo, nas amígdalas e em várias bolsas de tecido linfoide noutras partes do corpo, como na medula óssea e nas chamadas placas de Peyer por baixo do epitélio da parede intestinal. [11] Os valores normais são,

Bebés 10.000 a 15.000 por mm cúbico de sangue

Adultos: 4.000 a 11.000 por mm cúbico de sangue

Granulócitos

1. **Neutrófilos**

Os neutrófilos, também conhecidos como polimorfos, têm grânulos finos ou pequenos no citoplasma. Quando corados com a coloração de Leishman, os grânulos aparecem em cor violeta e o núcleo é multilobulado. Os grânulos dos neutrófilos contêm enzimas como proteases, mieloperoxidase, elastases e metaloproteinase que destroem os microrganismos. As defensinas são péptidos antimicrobianos activos contra bactérias e fungos.[2]

Os neutrófilos e macrófagos tecidulares que atacam e destroem bactérias invasoras, vírus e outros agentes lesivos. Os neutrófilos são células maduras que podem atacar e destruir bactérias mesmo no sangue circulante. [11]

2. Eosinófilos

Os eosinófilos têm grânulos grosseiros no citoplasma. O seu núcleo é bilobado e cora-se de laranja com a eosina. O seu diâmetro varia entre os 10 e os 14 micrómetros. Têm funções antiparasitárias e estão também relacionados com a defesa do organismo contra doenças alérgicas, mas têm provavelmente pouca ou nenhuma atividade contra as bactérias. [2,11]

3. **Basófilos**

Os basófilos e os mastócitos podem ser considerados em conjunto. Os mastócitos encontram-se extravascularmente nos tecidos, enquanto os basófilos estão presentes no sangue. Apresentam grânulos grosseiros no citoplasma que se coram de azul púrpura com azul de metileno. O núcleo é bilobado. Desempenham um papel importante durante o processo de cicatrização e também desempenham um papel importante nas reacções de hipersensibilidade. [2,11]

Os grânulos secretores dos mastócitos contêm hiatamina, heparina e enzimas proteolíticas chamadas proteases neutras. Também libertam vários químicos como prostaglandinas e leucotrienos. São responsáveis por várias alterações inflamatórias no âmbito da inflamação. [11]

Agranulócitos

1. Monócitos

Os monócitos ajudam na formação de macrófagos teciduais, cuja principal função é remover várias substâncias indesejáveis, como hemácias velhas, bactérias e corpos estranhos, por fagocitose. Em infecções agudas e crónicas, podem engolir bactérias, restos de tecidos, substâncias orgânicas e inorgânicas. Os monócitos produzem prostaglandina e lactoferrina ácida, para controlar a produção de neutrófilos. Em suma, controlam a proliferação de neutrófilos. [2,11]

Os monócitos são a maior célula entre os leucócitos. Os monócitos são móveis e fagocíticos por natureza. Juntamente com os neutrófilos, os leucócitos constituem a primeira linha de defesa. Os monócitos segregam interleucina -1, fator estimulador de colónias e fator ativador de plaquetas. [2]

2.   Linfócitos

Os linfócitos não apresentam grânulos no citoplasma. O núcleo é oval ou em forma de rim, ocupando todo o citoplasma. Funcionalmente, os linfócitos dividem-se em linfócitos T e linfócitos B. Os linfócitos T produzem imunidade celular ou mediada por células e os linfócitos B produzem imunidade humoral.[11]

O tempo de vida dos glóbulos brancos não é constante, depende da procura no organismo e das suas funções. Neutrófilos: 2-5 dias, Eosinófilos: 7-12 dias, Basófilos: 12-15 dias, Monócitos: 2-5 dias e Linfócitos: ^{X}A - 1 dia.

<u>Génese das Plaquetas</u> (Trombopoeisis)

As plaquetas são também chamadas *trombócitos* e são discos minúsculos com 1 a 4 micrómetros de diâmetro. São formadas na medula óssea a partir de *megacariócitos,* que são células extremamente grandes da série hematopoiética da medula óssea; os megacariócitos fragmentam-se em minúsculas plaquetas na medula óssea ou pouco depois de entrarem no sangue, especialmente quando se comprimem através dos capilares. A concentração normal de plaquetas no sangue situa-se entre 150.000 e 300.000 por microlitro. [11]

A maturação dos megacariócitos é única. A célula estaminal mieloide trilinear da medula óssea diferenciou-se em células progenitoras eritróides, progenitoras de granulócitos-monócitos e progenitoras de megacariócitos. As plaquetas são formadas na medula óssea por um processo de fragmentação do citoplasma dos megacariócitos. A produção de plaquetas está sob o controlo da trombopoietina, cuja natureza e origem ainda não estão estabelecidas. Os tipos de produção de plaquetas são: megacarioblasto, promegacariócito, megacariócito e plaquetas discóides. [1,12]

i. Megacarioblasto

O precursor mais precoce das plaquetas na medula óssea é o megacarioblasto. Surge a partir de células estaminais hematopoiéticas através de um processo de diferenciação. [1,12]

ii. Promegakaryocyte

Um megacarioblasto sofre endo-reduplicação da cromatina nuclear. Ou seja, a cromatina nuclear replica-se repetidamente em múltiplos de dois sem divisão das células. Por fim, forma-se uma célula grande que contém até 32 vezes o conteúdo diploide normal de ADN nuclear (poliploidia) quando a replicação nuclear pára e o citoplasma torna-se granular. [1,12]

iii. Megacariócito

Um megacariócito maduro é uma célula grande, com 30 a 90 micrómetros de diâmetro, e contém 4 a 16 lóbulos nucleares com cromatina grosseiramente aglomerada. O citoplasma é abundante, de cor azul clara e contém grânulos vermelho-púrpura. As plaquetas são formadas a partir de pseudoporos do citoplasma dos magacariócitos que se desprendem para a corrente sanguínea. Cada megacariócito pode formar até 4000 plaquetas. A formação de plaquetas a partir da célula estaminal demora cerca de 10 dias. [1,12]

iv. Plaquetas

As plaquetas são estruturas pequenas (1-4 micrómetros de diâmetro), discóides, não nucleadas, que contêm grânulos vermelhos púrpura. A contagem normal de plaquetas varia entre 150.000-400.000/micro metros e a vida útil das plaquetas está em circulação, enquanto os restantes 30% estão sequestrados no baço. As plaquetas recém-formadas passam 24-36 horas no baço antes de serem libertadas para a circulação, mas a estase esplénica não causa normalmente qualquer lesão nas plaquetas. Factores como o stress, a epinefrina e o exercício físico estimulam a produção de plaquetas. [1]

Numa película de sangue corada, as plaquetas aparecem como fragmentos não nucleados de citoplasma granular, com aproximadamente um quinto do diâmetro dos eritrócitos e numa concentração de 150-400x109 /L. As plaquetas são o mais pequeno dos elementos formados, sem núcleo no citoplasma, e são fragmentos de megacariócitos. Constituem a massa dos coágulos sanguíneos e libertam serotonina para vasoconstringir e reduzir o fluxo sanguíneo para a área do coágulo. Estas secretam factores de crescimento para manter a integridade da parede dos vasos sanguíneos. As plaquetas têm uma membrana celular e microtúbulos. A sua espessura é de 6 mm e contém lípidos, colesterol, hidratos de carbono, proteínas e glicoproteínas. O citoplasma inclui o aparelho de Golgi, o retículo endoplasmático, as mitocôndrias, os microtúbulos, os microvasos, os filamentos e diferentes tipos de grânulos. O citoplasma também contém algumas substâncias químicas como proteínas, enzimas, substâncias hormonais, etc. Os corpos densos são grânulos plaquetários menos abundantes e são ricos em cálcio, serotonina e nucleótidos de adenina. A contagem normal de plaquetas é de 2,50,000 cu mm.[2,12]

As plaquetas têm três propriedades importantes: adesividade, agregação e aglutinação. A adesividade ocorre quando em contacto com qualquer superfície rugosa, as plaquetas são activadas e aderem à superfície. Os factores que causam a adesividade são o colagénio, a trombina, o ADP (adenosina difosfato), os iões de cálcio tromboxano A2, o fator de Von Willebrand, a seleção P e a vitronectina. A agregação consiste no facto de as plaquetas activadas se agruparem e se tornarem pegajosas. A pegajosidade é devida ao ADP e ao tromboxano A2. A aglutinação é o agrupamento das plaquetas. A aglutinação das plaquetas ocorre devido à ação de uma certa aglutinina plaquetária e do fator de ativação plaquetária. [1,11]

As funções importantes das plaquetas são: são responsáveis pela formação do ativador intrínseco da protrombina, que é responsável pela coagulação do sangue, ajuda na retração do coágulo. As plaquetas aceleram o processo de hemostasia e na reparação de vasos sanguíneos rompidos e também desempenham um papel importante no mecanismo de defesa por fagocitose.[2]

O tempo de vida das plaquetas é de 10 dias (8-11). As plaquetas são destruídas pelos macrófagos no baço Esplenomegalia - diminui a contagem de plaquetas e Esplenectomia - aumenta a contagem de plaquetas.[2]

4. <u>HEMOSTASE (COAGULAÇÃO DO SANGUE)</u>

O termo *hemostase* significa prevenção da perda de sangue. A hemostase é um processo complexo que leva à formação de um coágulo sanguíneo no local da lesão do vaso e podem distinguir-se três fases: hemostase primária devido à constrição vascular ou à formação de um tampão de plaquetas, hemostase secundária ou formação de um coágulo sanguíneo como resultado da coagulação do sangue e da fibrinólise. A hemostase primária é um fenómeno imediato que surge segundos após a lesão, após a lesão da parede do vaso com vasoconstrição em resultado da constrição local das células musculares lisas vasculares.[13] Envolve 3 etapas: A adesão plaquetária, a libertação de grânulos plaquetários e a agregação plaquetária, que são reguladas por alterações nos fosfolípidos da membrana e no cálcio.[1]

Constrição vascular

Imediatamente após um vaso sanguíneo ter sido cortado ou rompido, o trauma na própria parede do vaso faz com que o músculo liso da parede se contraia; isto reduz instantaneamente o fluxo de sangue do vaso rompido. A contração resulta de (1) espasmo miogénico local, (2) factores autacóides locais dos tecidos traumatizados e das plaquetas sanguíneas e (3) reflexos nervosos. Os reflexos nervosos são iniciados por impulsos nervosos de dor ou outros impulsos sensoriais que se originam do vaso traumatizado ou de tecidos próximos. No entanto, é provável que uma maior vasoconstrição resulte da *contração miogénica* local dos vasos sanguíneos iniciada por danos directos na parede vascular. E, nos vasos mais pequenos, as plaquetas são responsáveis por grande parte da vasoconstrição ao libertarem uma substância vasoconstritora, o *tromboxano A2*. Quanto mais grave for o traumatismo de um vaso, maior será o grau de espasmo vascular. O espasmo pode durar muitos minutos ou mesmo horas, período durante o qual podem ocorrer os processos de obstrução plaquetária e de coagulação sanguínea.[13]

<u>Hemostase primária</u>

Adesão de plaquetas

As plaquetas aderem ao colagénio no subendotélio devido à presença de um recetor na superfície das plaquetas, a glicoproteína (GP) Ia-IIa, que é uma integrina. A adesão à parede do vaso é ainda estabilizada pelo fator de von Willebrand, uma glicoproteína de adesão. Isto é conseguido através da formação de uma ligação entre o fator de von Willebrand e outro recetor plaquetário, o complexo GPIb-IX. [11]

Libertação de grânulos de plaquetas

Após a adesão, as plaquetas são activadas e libertam três tipos de grânulos do seu citoplasma: grânulos densos, grânulos a e vesículas lisossomais: ADP, ATP, cálcio, serotonina, fator plaquetário 4, fator V, fator VIII, trombospondina, fator de crescimento derivado das plaquetas (PDGF), fator von Willebrand, fibronectina, fibrinogénio, inibidor do ativador do plasminogénio-1 e throboxane A2. [11]

Agregação de plaquetas

Este processo é mediado pelo fibrinogénio que forma a ponte entre as plaquetas adjacentes através dos receptores de glicoproteínas nas plaquetas, GPIIb-IIIa. [1]

Hemostase secundária (coagulação do sangue no vaso roto)

O coágulo começa a desenvolver-se em 15 a 20 segundos se o traumatismo da parede vascular tiver sido grave, e em 1 a 2 minutos se o traumatismo tiver sido ligeiro. As substâncias activadoras da parede vascular traumatizada, das plaquetas e das proteínas sanguíneas aderentes à parede vascular traumatizada iniciam o processo de coagulação. Os factores de coagulação desempenham um papel importante neste mecanismo. Dentro de 3 a 6 minutos após a rutura de um vaso, se a abertura do vaso não for demasiado grande, toda a abertura ou extremidade quebrada do vaso é preenchida com coágulo. Após 20 minutos a uma hora, o coágulo retrai-se, o que fecha ainda mais o vaso. As plaquetas também desempenham um papel importante nesta retração do coágulo. [11]

<u>**Factores de coagulação no sangue e seus sinónimos**</u>

Clotting Factor	Synonyms
Factor I	Fibrinogen
Factor II	Prothrombin
Factor III	Tissue thromboplasin
Factor IV	Calcium
Factor V	Proacclelerin; Labile factor
Factor VII	Proconvertin;
Factor VIII	Antihemophilic factor (AHF);
Factor IX	Christmas factor; antihemophilic factor B
Factor X	Stuart factor; Stuart-Prower factor
Factor XI	Plasma thromboplastin antecedent (PTA);
Factor XII	Hageman factor
Factor XIII	Fibrin-stabilizing factor

Fibrinogénio (Fator I)

É a proteína plasmática mais abundante envolvida na coagulação do sangue. Na concentração plasmática de 2-3 mg/ml, representa aproximadamente 2% do total das proteínas plasmáticas. Além disso, as plaquetas contêm fibrinogénio nos seus grânulos. O fibrinogénio é uma proteína estrutural que circula no plasma numa forma precursora funcionalmente inerte. A sua conversão em fibrina leva à polimerização da fibrina e à formação de um coágulo de fibrina. O fibrinogénio humano tem um peso molecular de aproximadamente 340.000. [7]

Protrombina (Fator II)

O gene da protrombina está localizado no cromossoma 11. A protrombina é uma glicoproteína plasmática com um peso molecular de 72.000. Tal como todas as proteínas de coagulação do sangue, a protrombina é sintetizada com um péptido de sinalização hidrofóbico dos resíduos -43 a -19. A protrombina é uma proteína extrínseca de ligação à membrana e liga-se ao cálcio e a outros iões metálicos através de 2 classes de locais de ligação a metais e, na ligação a metais, sofre alterações conformacionais que levam à expressão de propriedades de ligação à membrana. A concentração plasmática da protrombina é de aproximadamente 100 micro gramas/ml. A semi-vida plasmática da protrombina é de aproximadamente 3 dias. [7]

Tromboplastina ou fator tecidular (Fator III)

É uma proteína de membrana integral composta por 236 aminoácidos com um peso molecular de aproximadamente 43.000. Está localizada na membrana plasmática da maioria das células vasculares. É um recetor do fator VII, necessário para o início da coagulação sanguínea através da via extrínseca. A ligação do fator VII a este fator é dependente do cálcio. Este fator é expresso constitutivamente na maioria das células não vasculares. Nos monócitos e nas células endoteliais, a expressão deste fator está associada à estimulação celular.[7]

Cálcio (Fator IV)

Necessidade de iões Ca++ para as reacções de coagulação descrita no século XIX. O catião metálico é necessário para as reacções de coagulação. É necessário para que os factores de coagulação se liguem aos fosfolípidos. O cálcio trabalha em conjunto com a vitamina K e uma proteína chamada fibrinogénio na cascata de coagulação. Sem níveis adequados de cálcio e vitamina K, o sangue demora mais tempo a coagular. Assim que o sangue de uma ferida é exposto ao ar, as plaquetas desintegram-se e reagem com o fibrinogénio para criar fibrina: uma massa de pequenos fios. Isto desencadeia toda uma série de reacções que dependem de níveis adequados de cálcio e vitamina K para funcionar. A fibrina endurece muito rapidamente, formando uma crosta sobre a ferida.[7]

Fator lábil ou Proaccelerin (Fator V)

O fator V é uma glicoproteína plasmática com um peso molecular de 330.000. A proteína é um co-fator crítico que, na sua forma activada, facilita a ativação da protrombina pelo fator Xa. O fator V é uma proteína de cadeia simples que circula no sangue numa forma precursora e inativa de co-fator. O gene do fator V, localizado no cromossoma 1. Embora o fígado pareça ser o principal local de síntese do fator V, os megacariócitos também sintetizam esta proteína. Para além da sua presença no plasma, o fator V é um componente dos grânulos a nos megacariotas e, subsequentemente, nas plaquetas e é segregado quando as plaquetas são estimuladas com agonistas específicos. O fator V e Va ligam-se a duas classes de locais de ligação na superfície das plaquetas. No entanto, a afinidade mais elevada dos locais de ligação interage especificamente com o fator Va e não com o fator V. A concentração plasmática do fator V é de 10 pg/ml e a sua semi-vida plasmática é de aproximadamente 12 horas.[7]

Proconvertin (Fator VII)

O gene do fator VII tem 13 kb de comprimento e está localizado no braço longo do cromossoma 13, imediatamente adjacente ao gene do fator X. O fator VII é um componente da via extrínseca da coagulação sanguínea. Forma um complexo com o fator tecidular para gerar um complexo enzimático que ativa o fator X. O fator VII humano, com um peso molecular de 50 000, circula no plasma como um zimogénio de cadeia única que contém 406 resíduos de aminoácidos. Ao contrário de outras proenzimas envolvidas na coagulação sanguínea, o fator VII circula no sangue sob duas formas: o fator VII zimogénico inativo e o fator VIIa enzimaticamente ativo. O fator X a pode ativar o fator VII em fator VIIa, aumentando a quantidade de fator VIIa disponível durante a lesão tecidular. Este modelo permitiria uma amplificação significativa da formação de trombina através da via extrínseca.[7]

Fator anti-hemofílico (FactorVIII)

O fator VIII é um cofator crítico necessário para a coagulação normal do sangue. O gene do fator VIII tem 186 kb de comprimento e é um dos maiores genes localizados no cromossoma X, que está próximo do locus do gene do fator IX. Os defeitos no gene do fator VIII conduzem a uma deficiência do fator VIII e são a causa da hemofilia A. É sintetizado como uma cadeia polipeptídica e contém 2332 resíduos de aminoácidos com um peso molecular de 330 000. O fígado é o principal local de síntese. Na sua forma circulante, o fator VIII é inativo ou minimamente ativo como cofator na coagulação sanguínea. Circula no sangue em concentrações muito baixas (100 ng/ml) ligado ao vWF. A sua semi-vida plasmática é de aproximadamente 8-12 horas. [7]

Fator de Natal (Fator IX)

O fator IX desempenha um papel fundamental na coagulação do sangue. O seu gene, adjacente ao gene do fator VIII, está localizado no cromossoma X. Os defeitos neste gene, tanto maiores como menores, são a causa da hemofilia B. Este gene tem 34kb de comprimento. Esta proteína madura tem um peso molecular de 56.000 e necessita de vitamina K para a sua síntese. A forma totalmente carboxilada desta proteína liga-se aos iões de cálcio e às superfícies das membranas na presença de iões de cálcio. A concentração do fator IX no plasma é de aproximadamente 5pg/ml. Esta proteína tem uma semi-vida plasmática de 24 horas. [7]

Fator Stuart-Prower (Fator X)

O gene do fator X, localizado no braço longo do cromossoma 13, adjacente ao gene do fator VII, tem 22kb de comprimento. O fator X, com um peso molecular de 56.000, é sintetizado como uma única cadeia polipeptídica. No entanto, o fator X isolado do plasma é composto por duas cadeias polipeptídicas, uma cadeia pesada com um peso molecular de 38.000 e uma cadeia leve com um peso molecular de 18.000. O fator X é uma proteína de ligação ao cálcio que interage com as superfícies das membranas na presença de cálcio. Contém sítios de ligação a metais de baixa afinidade e de alta afinidade, cuja ocupação conduz a alterações conformacionais e à expressão de propriedades de ligação à membrana. A concentração plasmática do fator X é mantida em cerca de 10 pg/ml. O fator

X tem uma semi-vida no plasma de 36 horas. [7]

Antecedente de tromboplastina plasmática (Fator XI)

O gene para o fator XI, um componente da via intrínseca. O fator XI tem um peso molecular

de 160 000 e é composto por duas cadeias idênticas ligadas entre si por ligações dissulfureto. Circula

no sangue a uma concentração de 5pg/ml. Tem uma semi-vida biológica de aproximadamente 3 dias.[7]

Fator de Hageman (Fator XII)

O gene do fator XII está localizado no cromossoma 5 e tem 2,4 kb de comprimento. A forma

plasmática madura do fator XII é composta por 596 resíduos de aminoácidos numa única cadeia

polipeptídica. É o primeiro componente da via intrínseca. Como tal, é um componente da fase de

contacto da ativação da coagulação sanguínea observada in vitro. Esta proteína não parece ter um

papel fisiológico na hemostase in vivo, uma vez que os doentes que não possuem esta proteína não

têm uma perturbação hemorrágica. É uma glicoproteína que circula no sangue como uma pró-enzima

de cadeia única com um peso molecular de 80.000. A concentração plasmática é de aproximadamente

30pg/ml. A semi-vida plasmática é de 2 dias. [7]

Fator estabilizador da fibrina (Fator XIII)

O fator XIII é um zimogénio de uma cisteína transglutaminase que circula no sangue. Tem

um peso molecular de 320.000. Depois de se ligar ao cálcio, o fator XIII é ativado na sua forma

enzimática, o fator XIIIa, pela trombina. Os iões de cálcio são necessários para a ativação do fator

XIII plasmático após a clivagem pela trombina. A concentração no plasma é de aproximadamente

60pg/ml.[7]

Organização fibrosa ou dissolução do coágulo sanguíneo

Uma vez formado um coágulo sanguíneo, este pode seguir um de dois caminhos: (1) Pode ser invadido por *fibroblastos,* que subsequentemente formam tecido conjuntivo em todo o coágulo, ou (2) pode dissolver-se. O curso habitual de um coágulo que se forma num pequeno orifício da parede de um vaso é a invasão por fibroblastos, que começa algumas horas após a formação do coágulo.[11]

Mecanismo de coagulação do sangue

A coagulação ocorre em três etapas essenciais: (1) Em resposta a uma rutura do vaso ou a uma lesão do próprio sangue, ocorre no sangue uma cascata complexa de reacções químicas que envolvem mais de uma dúzia de factores de coagulação sanguínea. O resultado líquido é a formação de um complexo de substâncias activadas, coletivamente designadas por *ativador da protrombina.* (2) O ativador da protrombina catalisa a conversão da *protrombina* em *trombina.* (3) A trombina actua como uma enzima para converter *o fibrinogénio* em *fibras de fibrina* que envolvem as plaquetas, as células sanguíneas e o plasma para formar o coágulo. Vamos discutir primeiro o mecanismo pelo qual o próprio coágulo sanguíneo é formado, começando com a conversão da protrombina em trombina; depois, voltaremos às fases iniciais do processo de coagulação pelas quais o ativador da protrombina é formado.[11]

Conversão da protrombina em trombina

Em primeiro lugar, o ativador da protrombina é formado em resultado da rutura de um vaso sanguíneo ou em resultado de danos em substâncias especiais no sangue. Em segundo lugar, o ativador da protrombina, na presença de quantidades suficientes de Ca++ iónico, provoca a conversão da protrombina em trombina. Em terceiro lugar, a trombina provoca a polimerização das moléculas de fibrinogénio em fibras de fibrina dentro de mais 10 a 15 segundos. Assim, o fator que limita a velocidade da coagulação sanguínea é normalmente a formação do ativador da protrombina e não as reacções subsequentes para além desse ponto, porque estes passos terminais ocorrem normalmente de forma rápida para formar o próprio coágulo. As plaquetas também desempenham um papel importante na conversão da protrombina em trombina, porque grande parte da protrombina se liga primeiro aos receptores de protrombina nas plaquetas já ligadas ao tecido danificado.[11]

Protrombina e trombina.

A protrombina é uma proteína plasmática, uma alfa2-globulina, com um peso molecular de 68.700. Está presente no plasma normal numa concentração de cerca de 15 mg/dl. É uma proteína instável que se pode dividir facilmente em compostos mais pequenos, um dos quais é a *trombina*, que tem um peso molecular de 33 700, quase exatamente metade do da protrombina. A protrombina é formada continuamente pelo fígado e está continuamente a ser utilizada em todo o corpo para a coagulação do sangue. Se o fígado não conseguir produzir protrombina, em cerca de um dia a concentração de protrombina no plasma desce demasiado para proporcionar uma coagulação sanguínea normal. A vitamina K é necessária ao fígado para a formação normal da protrombina, bem como para a formação de alguns outros factores de coagulação. Por conseguinte, a carência de vitamina K ou a presença de uma doença hepática que impeça a formação normal de protrombina pode diminuir o nível de protrombina a um nível tão baixo que resulta numa tendência para a hemorragia.

Conversão do fibrinogénio em fibrina (formação do coágulo)

<u>**Fibrinogénio.**</u>

O fibrinogénio é uma proteína de elevado peso molecular (MW = 340 000) que se encontra no plasma em quantidades de 100 a 700 mg/dl. O fibrinogénio é formado no fígado e a doença hepática pode diminuir a concentração de fibrinogénio circulante, tal como acontece com a concentração de protrombina, já referida. Devido ao seu grande tamanho molecular, o fibrinogénio passa normalmente pouco dos vasos sanguíneos para os fluidos intersticiais e, como o fibrinogénio é um dos factores essenciais no processo de coagulação, os fluidos intersticiais normalmente não coagulam. No entanto, quando a permeabilidade dos capilares aumenta de forma patológica, o fibrinogénio passa para os fluidos tecidulares em quantidades suficientes para permitir a coagulação destes fluidos, da mesma forma que o plasma e o sangue total podem coagular. [11]

Ação da trombina sobre o fibrinogénio para formar fibrina.

A trombina é uma *enzima* proteica com fraca capacidade proteolítica. Actua sobre o fibrinogénio para remover quatro péptidos de baixo peso molecular de cada molécula de fibrinogénio, formando uma molécula *de monómero de fibrina* que tem a capacidade automática de polimerizar com outras moléculas de monómero de fibrina para formar fibras de fibrina. Assim, muitas moléculas de monómero de fibrina polimerizam em segundos em *longas fibras de fibrina* que constituem o *retículo* do coágulo sanguíneo. Nas fases iniciais da polimerização, as moléculas de monómeros de fibrina são mantidas juntas por ligações de hidrogénio não covalentes fracas e as fibras recém-formadas não são reticuladas umas com as outras; por isso, o coágulo resultante é fraco e pode ser facilmente quebrado. Mas, durante os minutos seguintes, ocorre outro processo que fortalece muito o retículo de fibrina.[11]

Isto envolve uma substância denominada *fator estabilizador da fibrina*, que está presente em pequenas quantidades nas globulinas plasmáticas normais, mas que também é libertada pelas plaquetas presas no coágulo. Para que o fator estabilizador da fibrina possa ter efeito sobre as fibras de fibrina, ele próprio tem de ser ativado. A mesma trombina que provoca a formação de fibrina também ativa o fator estabilizador de fibrina. Em seguida, esta substância activada funciona como uma enzima para provocar *ligações covalentes* entre cada vez mais moléculas de monómeros de fibrina, bem como ligações cruzadas múltiplas entre fibras de fibrina adjacentes, aumentando assim enormemente a resistência tridimensional da malha de fibrina.[11]

Coágulo de sangue.

O coágulo é composto por uma rede de fibras de fibrina que se estende em todas as direcções e retém as células sanguíneas, as plaquetas e o plasma. As fibras de fibrina também aderem às superfícies danificadas dos vasos sanguíneos; por conseguinte, o coágulo de sangue torna-se aderente a qualquer abertura vascular, impedindo assim a perda de sangue.[11]

Retração do coágulo.

Poucos minutos após a formação de um coágulo, este começa a contrair-se e, normalmente, exprime a maior parte do líquido do coágulo no espaço de 20 a 60 minutos. O líquido libertado chama-se *soro* porque todo o fibrinogénio e a maioria dos outros factores de coagulação foram removidos; desta forma, o soro difere do plasma. O soro não pode coagular porque não possui estes factores. [11]

As plaquetas são necessárias para que ocorra a retração do coágulo. Por isso, a falha na retração do coágulo é uma indicação de que o número de plaquetas no sangue circulante pode ser baixo. As micrografias electrónicas das plaquetas nos coágulos sanguíneos mostram que estas se ligam às fibras de fibrina de tal forma que, na realidade, unem diferentes fibras. Além disso, as plaquetas presas no coágulo continuam a libertar substâncias pró-coagulantes, uma das mais importantes das quais é o fator estabilizador da fibrina, que provoca cada vez mais ligações cruzadas entre fibras de fibrina adjacentes. Além disso, as próprias plaquetas contribuem diretamente para a contração do coágulo, activando as moléculas de trombostenina, actina e miosina, que são proteínas contrácteis das plaquetas e provocam uma forte contração das espículas de plaquetas ligadas à fibrina.

Isto também ajuda a comprimir a malha de fibrina numa massa mais pequena. A contração é activada e acelerada pela trombina, bem como pelos iões de cálcio libertados das reservas de cálcio nas mitocôndrias, no retículo endoplasmático e no aparelho de Golgi das plaquetas. À medida que o coágulo se retrai, os bordos do vaso sanguíneo rompido são puxados em conjunto, contribuindo assim ainda mais para o estado final de hemostase. [11]

Quando um coágulo sanguíneo começa a desenvolver-se, normalmente estende-se em poucos minutos para o sangue circundante. Ou seja, o próprio coágulo inicia um círculo vicioso (feedback positivo) para promover mais coagulação. Uma das maiores acções da trombina permite-lhe atuar sobre muitos dos outros factores de coagulação do sangue, para além do fibrinogénio. Por exemplo, a trombina tem um efeito proteolítico direto sobre a própria protrombina, tendendo a convertê-la em ainda mais trombina, e actua sobre alguns dos factores de coagulação do sangue responsáveis pela formação do ativador da protrombina. A trombina é um dos factores de coagulação do sangue responsáveis pela formação do ativador da protrombina (incluindo a aceleração das acções dos factores VIII, IX, X, XI e XII e a agregação das plaquetas). Uma vez formada uma quantidade crítica de trombina, desenvolve-se um círculo vicioso que provoca ainda mais coagulação sanguínea e a formação de cada vez mais trombina; assim, o coágulo sanguíneo continua a crescer até cessar a fuga de sangue. [11]

Início da coagulação: Formação do ativador da protrombina

Agora que já discutimos o processo de coagulação propriamente dito, temos de nos debruçar sobre os mecanismos mais complexos que iniciam a coagulação. Estes mecanismos são accionados por (1) traumatismo da parede vascular e dos tecidos adjacentes, (2) traumatismo do sangue ou (3) contacto do sangue com células endoteliais danificadas ou com colagénio e outros elementos de tecido fora do vaso sanguíneo. Em todos os casos, isto leva à formação do *ativador da protrombina*, que depois provoca a conversão da protrombina em trombina e todos os passos subsequentes da coagulação. [11]

Considera-se geralmente que o ativador da protrombina se forma de duas maneiras, embora, na realidade, as duas maneiras interajam constantemente entre si: (1) pela *via extrínseca* que começa com o traumatismo da parede vascular e dos tecidos circundantes e (2) pela *via intrínseca* que começa no próprio sangue. Tanto na via extrínseca como na via intrínseca, uma série de diferentes proteínas plasmáticas denominadas *factores de coagulação do sangue* desempenham papéis importantes. A maioria destas são formas *inactivas* de enzimas proteolíticas. Quando convertidas em formas activas, as suas acções enzimáticas provocam as reacções sucessivas e em cascata do processo de coagulação. A maioria dos factores de coagulação é designada por números romanos. Para indicar a forma activada do fator, acrescenta-se uma pequena letra "a" após o número romano, como por exemplo

Fator Villa para indicar o estado ativado do Fator VIII. [11]

A via extrínseca para iniciar a formação do ativador da protrombina começa com uma parede vascular traumatizada ou com tecidos extravasculares traumatizados que entram em contacto com o sangue.

As etapas envolvidas são

1. Libertação do fator tecidular.

O tecido traumatizado liberta um complexo de vários factores denominado fator tecidular ou tromboplastina tecidular. Este fator é composto sobretudo por fosfolípidos das membranas do tecido e por um complexo lipoproteico que funciona principalmente como enzima proteolítica. Ativação do fator X - papel do fator VII e do fator tecidular.

2.	O complexo lipoproteico do fator tecidular complexa-se ainda com o fator VII da coagulação sanguínea e, na presença de iões de cálcio, actua enzimaticamente sobre o fator X para formar o fator X ativado (Xa).

3.	Efeito do Fator X (Xa) ativado para formar o ativador da protrombina - papel do Fator X. O Fator X ativado combina-se imediatamente com fosfolípidos tecidulares que fazem parte do fator tecidular ou com fosfolípidos adicionais libertados pelas plaquetas, bem como com o Fator V, para formar o complexo denominado ativador da protrombina. Em poucos segundos, na presença de iões de cálcio (Ca^{++}), este divide a protrombina para formar trombina, e o processo de coagulação prossegue como já foi explicado. Inicialmente, o Fator V no complexo ativador da protrombina está inativo, mas quando a coagulação começa e a trombina começa a formar-se, a ação proteolítica da trombina ativa o Fator V. Este torna-se então um forte acelerador adicional da ativação da protrombina. Assim, no complexo ativador da protrombina final, o Fator X ativado é a verdadeira protease que causa a divisão da protrombina para formar trombina; o Fator V ativado acelera muito esta atividade da protease e os fosfolípidos plaquetários actuam como um veículo que acelera ainda mais o processo. [11]

O segundo mecanismo para iniciar a formação do ativador da protrombina e, por conseguinte, para iniciar a coagulação, começa com um traumatismo no próprio sangue ou com a exposição do sangue ao colagénio da parede de um vaso sanguíneo traumatizado. Em seguida, o processo continua através de uma série de reacções em cascata

1. O traumatismo sanguíneo provoca (a) a ativação do Fator XII e (b) a libertação de fosfolípidos plaquetários. O trauma no sangue ou a exposição do sangue ao colagénio da parede vascular altera dois importantes factores de coagulação no sangue: O Fator XII e as plaquetas. Quando o Fator XII é perturbado, por exemplo, ao entrar em contacto com o colagénio ou com uma superfície molhável como o vidro, assume uma nova configuração molecular que o converte numa enzima proteolítica chamada "Fator XII ativado". Simultaneamente, o traumatismo sanguíneo também danifica as plaquetas devido à aderência ao colagénio ou a uma superfície molhável (ou por danos de outras formas), e isto liberta fosfolípidos plaquetários que contêm a lipoproteína chamada fator plaquetário 3, que também desempenha um papel nas reacções de coagulação subsequentes

2. Ativação do Fator XI. O Fator XI ativado actua enzimaticamente sobre o Fator XI para ativar também este fator, o que constitui o segundo passo da via intrínseca. Esta reação também requer cininogénio HMW (elevado peso molecular) e é acelerada pela pré-calicreína.

3. Ativação do Fator IX pelo Fator XI ativado. O Fator XI ativado actua depois enzimaticamente sobre o Fator IX para ativar também este fator.

4. Ativação do Fator X - papel do Fator VIII. O Fator IX ativado, actuando em conjunto com o Fator VIII ativado e com os fosfolípidos plaquetários e o fator 3 das plaquetas traumatizadas, ativa o Fator X. É evidente que quando o Fator VIII ou as plaquetas estão em falta, este passo é deficiente. O fator VIII é o fator em falta numa pessoa com hemofilia clássica, sendo por isso designado por fator anti-hemofílico. As plaquetas são o fator de coagulação que está em falta na doença hemorrágica chamada trombocitopenia.

5. Ação do Fator X ativado para formar o papel de ativador da protrombina do Fator V. Este passo

na via intrínseca é o mesmo que o último passo na via extrínseca. Ou seja, o Fator X ativado combina-se com o Fator V e com os fosfolípidos plaquetários ou tecidulares para formar o complexo denominado ativador da protrombina. [11]

Papel dos iões de cálcio nas vias intrínseca e extrínseca

Com exceção dos dois primeiros passos da via intrínseca, os iões de cálcio são necessários para a promoção ou aceleração de todas as reacções de coagulação sanguínea. Por conseguinte, na ausência de iões de cálcio, a coagulação do sangue por qualquer uma das vias não ocorre. No corpo vivo, a concentração de iões de cálcio raramente desce o suficiente para afetar significativamente a cinética da coagulação sanguínea. No entanto, quando o sangue é removido de uma pessoa, a sua coagulação pode ser evitada reduzindo a concentração de iões de cálcio abaixo do nível limite para a coagulação, quer através da desionização do cálcio, fazendo-o reagir com substâncias como o *ião citrato*, quer através da precipitação do cálcio com substâncias como o *ião oxalato*. [11]

5. <u>CLASSIFICAÇÃO DOS DISTÚRBIOS HEMORRÁGICOS</u>[14]

Bleeding Disorders are classified in two broad categories

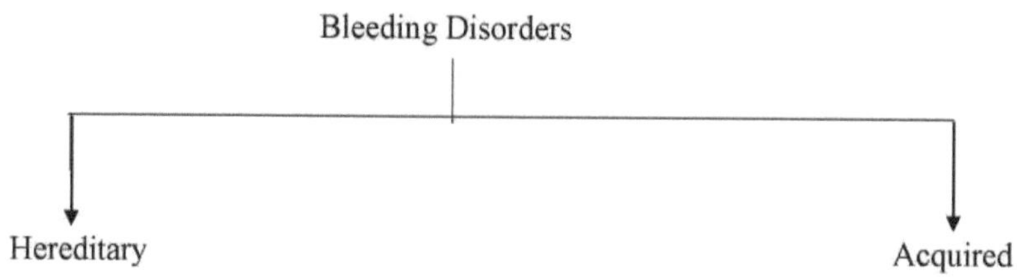

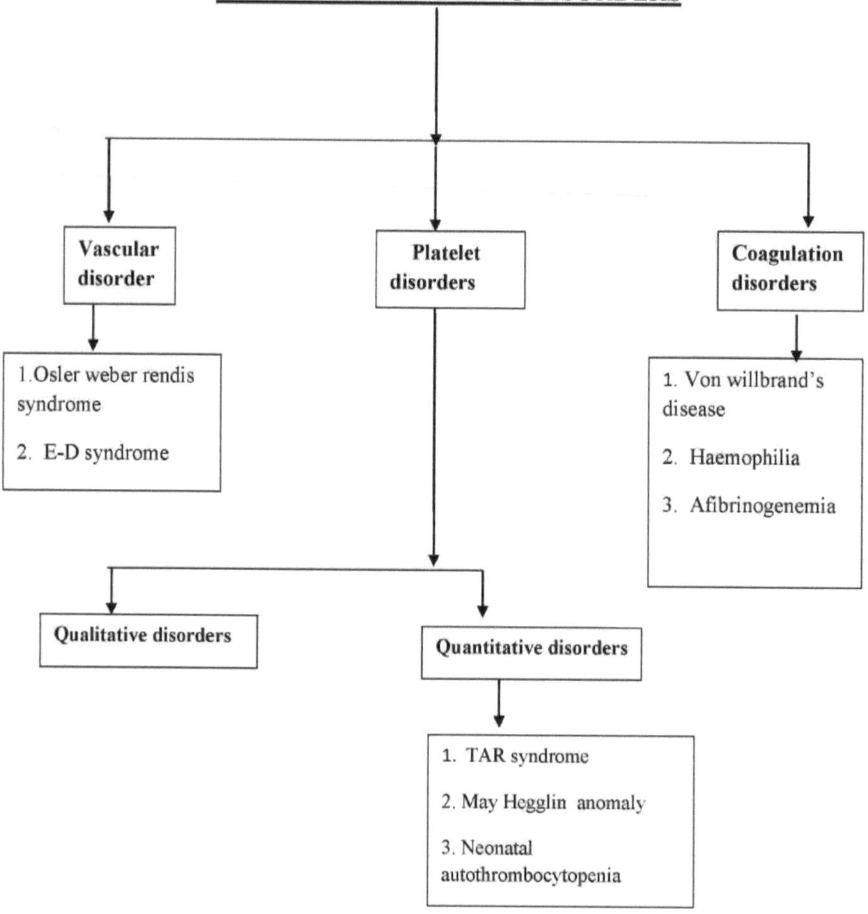

<u>HEREDITARY BLEEDING DISORDERS</u>

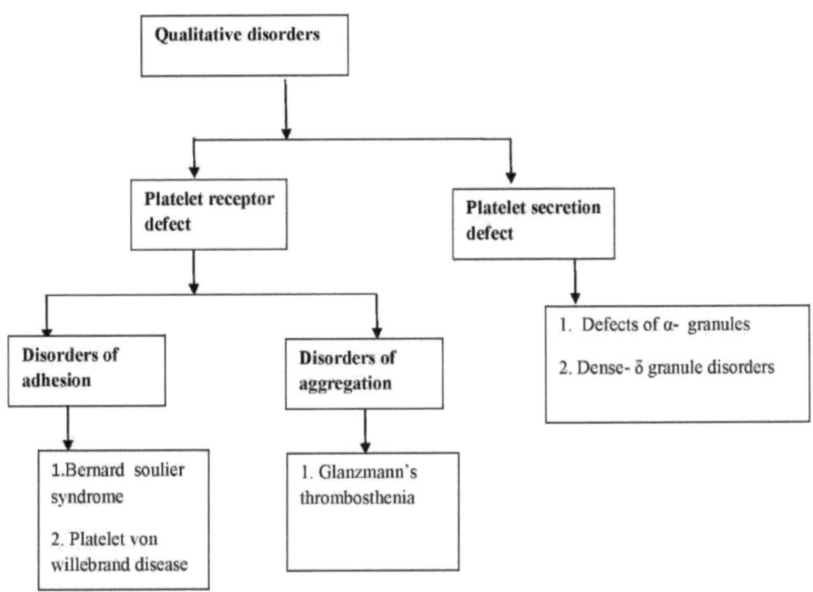

Acquired Bleeding Disorders

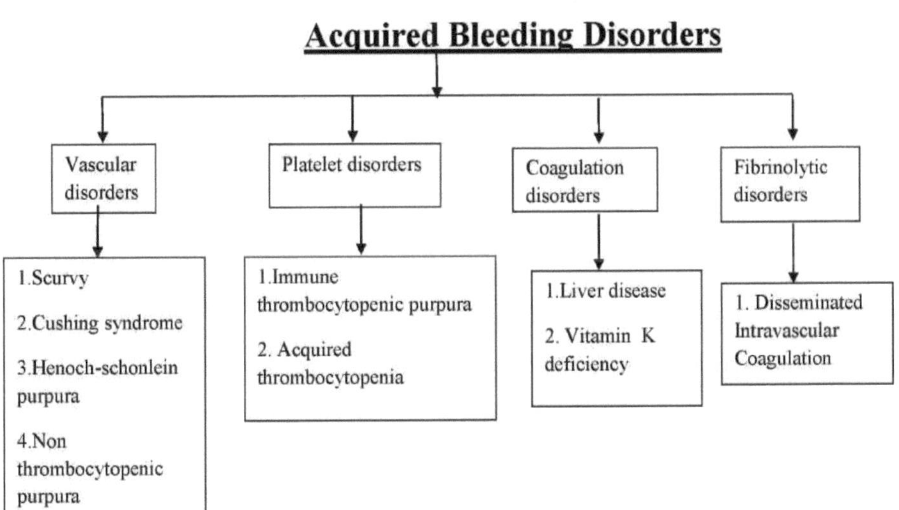

6. <u>PREVALÊNCIA DE PERTURBAÇÕES HEMORRÁGICAS</u>

As anomalias dos factores de coagulação são as doenças hemorrágicas hereditárias mais comuns. No entanto, a taxa de frequência global das doenças congénitas da coagulação na população em geral é baixa, de 10 a 20 por 100 000 indivíduos. [14]

A doença de Von Willebrand, a Hemofilia A e a Hemofilia B representam 9597% de todas as deficiências de coagulação. A doença de Von Willebrand é a doença hemorrágica hereditária mais frequente, afectando 0,8-2% da população geral na Europa e na América. No entanto, a doença de von Willebrand não é frequentemente diagnosticada e, por conseguinte, a prevalência estatística não indica a prevalência real da doença. A hemofilia A é a mais comum das coagulopatias hereditárias, com uma prevalência de até um por cada 5.000 nascimentos do sexo masculino. A hemofilia B ocorre em um para cada 50.000 nascimentos masculinos. Nos EUA, 18.000 pessoas são diagnosticadas com hemofilia. Mais estudos nesta área poderiam esclarecer melhor os riscos de hemorragia e de tratamento dentário. Outras deficiências de factores de coagulação, como o fator I (fibrinogénio), o fator II (protrombina), o fator VII (proconvertina), o fator X (Stuart-Prower) e o fator XI (antecedente de tromboplastina plasmática), são ainda mais raras. A literatura relativa a estas deficiências e ao tratamento periodontal não é substancial. Atualmente, mais de um milhão de pessoas recebem terapia anticoagulante todos os anos nos EUA. Além disso, 200.000 pessoas têm insuficiência renal crónica, que afecta a coagulação. Devido à presença de distúrbios hemorrágicos hereditários e adquiridos numa população cada vez mais submetida a terapêutica, é importante rever os fundamentos da hemostase para compreender mais detalhadamente a natureza dos distúrbios hemorrágicos. [14]

7. <u>PERTURBAÇÕES HEMORRÁGICAS</u>

Os distúrbios hemorrágicos são condições hematológicas caracterizadas por um comprometimento funcional do processo hemostático. Antes de discutir os distúrbios hemorrágicos, é importante diferenciar entre o distúrbio vascular ou plaquetário e o distúrbio da coagulação.

As características gerais observadas nas *doenças vasculares ou plaquetárias* são hemorragias persistentes e frequentemente profusas em cortes e arranhões superficiais, hemorragias tardias, hemorragias gengivais espontâneas e petéquias. Também se observam equimoses, normalmente pequenas e múltiplas. A epistaxe é uma manifestação comum. [1,5]

As características gerais observadas nas *perturbações da coagulação* são hemorragias mínimas em cortes e arranhões superficiais, epistaxes e hemorragias tardias. A hemorragia gengival espontânea e a petéquia são um achado raro. São observadas equimoses, que são grandes e solitárias. Os hematomas dissecantes profundos e as hemartroses são característicos da perturbação da coagulação. [15]

As crianças que apresentam sintomas hemorrágicos podem constituir um desafio diagnóstico significativo. Alguns sintomas hemorrágicos, como epistaxes recorrentes ou hematomas, são frequentes em crianças saudáveis, e a distinção clínica entre crianças normais e crianças com perturbações hemorrágicas pode ser complexa. O diagnóstico de perturbações hemorrágicas é clinicamente importante, mesmo que os sintomas possam ser inexpressivos, uma vez que os doentes com estas perturbações correm um risco acrescido de hemorragia profunda durante procedimentos cirúrgicos ou na sequência de acidentes. A prevalência de perturbações hemorrágicas ligeiras/moderadas na população em geral não está estabelecida. A história familiar pode fornecer indicações importantes relativamente à potencial hereditariedade das perturbações hemorrágicas subjacentes. [3]

Os sintomas hemorrágicos ligeiros são comuns na infância, no entanto, os sintomas hemorrágicos invulgares, graves ou recorrentes devem ser investigados para identificar uma causa. Os sintomas hemorrágicos ligeiros devem-se frequentemente a factores locais e o tratamento será orientado localmente. As doenças hemorrágicas congénitas são normalmente diagnosticadas durante a infância e apresentam-se ao pediatra como um sintoma hemorrágico ou uma história familiar conhecida.[5] A hemorragia pode ser anormal se a duração ou a quantidade da hemorragia for mais longa e mais grave do que seria de esperar. Podem ser observadas pequenas nódoas negras na testa, joelhos em todas as crianças com perturbações hemorrágicas subjacentes, que normalmente têm nódoas negras em partes do corpo que estão envolvidas em quedas ou traumatismos. Se estas nódoas negras forem maiores ou mais longas do que seria de esperar, deve ser excluída a hipótese de uma doença hemorrágica.[13]

Doenças vasculares hereditárias

As perturbações hemorrágicas vasculares são normalmente causadas por malformações vasculares (telangiectasias, hemangiomas) ou por perturbações do tecido conjuntivo. Os defeitos vasculares hereditários estão associados a síndromes e são caracterizados por anomalias no desenvolvimento dos vasos sanguíneos. A *telangiectasia hemorrágica hereditária, ou síndrome de Osler-Weber-Rendu e síndrome de Ehlers-Danlos,* são exemplos clássicos que manifestam diátese hemorrágica devido à malformação dos vasos sanguíneos e a defeitos no tecido conjuntivo subendotelial e perivascular, respetivamente. [14]

1. Síndrome de Osler-Weber-Rendu

Introdução

A síndrome de Osler-Weber-Rendu é também conhecida como telangiectasia hemorrágica hereditária. Weber e Hanes introduziram o termo "telangiectasia hemorrágica hereditária". Rendu foi a primeira pessoa a descrevê-la como uma doença da pele e da mucosa em 1896. [16]

Patogénese

É a mais comum das doenças vasculares hereditárias. A doença é herdada como um traço autossómico dominante.

Características clínicas

A HHT é herdada de forma autossómica dominante, com uma prevalência estimada entre 1:2500 e 1:40 000 em todas as raças e em todas as partes do mundo. A epistaxe espontânea e recorrente é frequentemente o primeiro, o mais comum e o principal sintoma. Ocorre em até 96% dos doentes. As telangiectasias mucocutâneas múltiplas nas mãos, face, lábios e cavidade oral anos após as primeiras hemorragias nasais são os sinais mais comuns. Além disso, podem ocorrer malformações arteriovenosas (MAV) menos óbvias nos pulmões, no cérebro, no fígado ou no trato gastrointestinal, com AVC ou hemorragia potencialmente fatais.[16]

A hemorragia ocorre a partir de lesões vasculares na pele ou nas membranas mucosas. As lesões consistem em arteríolas dilatadas e capilares revestidos por uma fina camada endotelial. Têm um aspeto típico, com 1-3 mm de diâmetro, são planas, redondas, de cor vermelha ou violeta e branqueiam à pressão. A histologia dos vasos anómalos mostra uma deficiência das fibras elásticas de suporte.[17]

80% dos doentes desenvolvem telangiectasia do trato gastrointestinal e cerca de um quarto desenvolve hemorragia gastrointestinal significativa, na maioria dos casos em idades mais avançadas.

2. **<u>Síndrome de Ehlers-Danlos</u>**

Introdução

A síndrome de Ehlers-Danlos (SED) é um grupo heterogéneo hereditário de doenças do tecido conjuntivo, caracterizado por uma síntese anormal de colagénio, que afecta a pele, os ligamentos, as articulações, os vasos sanguíneos e outros órgãos. É uma das mais antigas causas conhecidas de nódoas negras e hemorragias e foi descrita pela primeira vez por Hipócrates em 400 a.C.[18]

Em 1901, Edvard Ehlers, um dermatologista dinamarquês, reconheceu a doença como uma entidade distinta. Em 1936, um médico inglês, Frederick Parkes-Weber, sugeriu que a doença fosse denominada "síndrome de Ehlers-Danlos [18]

Patogénese

A síndrome de Ehlers-Danlos é uma perturbação do metabolismo do colagénio fibrilar. As duas enzimas importantes que são deficientes e conduzem à síndrome de Ehlers-Danlos são as enzimas lisil hidroxilase e procolagénio peptidase. Em ambas as circunstâncias, a morfologia e a resistência da fibrila de colagénio ficam comprometidas. Ambas as condições são recessivas.[19]

Classificação da síndrome de Ehlers-Danlos [19]

Mutações negativas dominantes no colagénio I, III e V causam várias formas diferentes de SED.

1. Clássico (EDS tipo I e II)

2. Hipermobilidade (EDS tipo III)

3. Vascular (EDS tipo IV)

4. Cifoescoliose (EDS tipo VI)

5. Artrochalasia (EDS tipo VIIa,b)

6. Dermatosparaxia (EDS tipo VIIc)

Características clínicas

A prevalência de todas as formas de SED foi anteriormente estimada em 1:150.000, mas relatórios recentes sugerem uma prevalência mais elevada de 1:5000. Este aumento da prevalência pode dever-se ao facto de a doença se ter tornado mais fácil de diagnosticar e de estarem a ser identificados mais subtipos. A SED afecta todas as raças e grupos étnicos sem predominância de sexo.[20]

Os achados clínicos observados na síndrome de Ehlers-Danlos são os seguintes.[18,19]

1. Clássico (EDS tipo I e II)

Trata-se de uma doença hereditária autossómica dominante com um colagénio tipo V anormal. Caracteriza-se pela presença de hipermobilidade da pele e das articulações, cicatrizes atróficas e hematomas fáceis.

2. Hipermobilidade (EDS tipo III)

Trata-se de uma doença hereditária autossómica dominante de etiologia desconhecida. Caracteriza-se pela presença de hipermobilidade articular, dor e luxações.

3. Vascular (EDS tipo IV)

É também uma doença hereditária autossómica dominante com um colagénio tipo III anormal. Caracteriza-se pela presença de pele fina, rutura arterial, hematomas e hiperextensibilidade de pequenas articulações.

4. Cifoescoliose (EDS tipo VI)

Trata-se de uma doença hereditária autossómica recessiva com uma deficiência da enzima lisil hidroxilase. Caracteriza-se pela presença de hipotonia, laxidez articular, escoliose congénita e fragilidade ocular.

5. Artrochalasia (EDS tipo VIIa,b)

É uma doença hereditária autossómica dominante com uma deficiência de cadeias de colagénio de tipo I. Caracteriza-se pela presença de hipermobilidade e luxações articulares graves, pele ligeira, escoliose e hematomas.

As crianças com esta síndrome do tipo VII podem apresentar microdontia e defeitos estruturais dentários relacionados com o colagénio nos dentes decíduos, para além de sangramento após a escovagem dos dentes. Outros achados orais incluem fragilidade da mucosa oral, gengiva e dentes, bem como hipermobilidade da articulação temporomandibular, e dentes atrofiados e cálculos pulpares em radiografias dentárias.[18]

6. Dermatosparaxia (EDS tipo VIIc)

Trata-se de uma doença hereditária autossómica recessiva com uma deficiência da enzima do colagénio de tipo I. Caracteriza-se pela presença de fragilidade cutânea grave, hematomas e rutura das membranas fetais. [18,19]

Doenças hereditárias das plaquetas

Quando um vaso sanguíneo é lesado, as plaquetas aderem ao subendotélio exposto (adesão plaquetária), são activadas (ativação plaquetária) e segregam o seu conteúdo granular. (secreção plaquetária), incluindo alguns agonistas plaquetários (ADP, serotonina) que, ao interagirem com receptores plaquetários específicos, contribuem para o recrutamento de plaquetas adicionais para formar agregados (agregação plaquetária). Além disso, as plaquetas desempenham um papel importante no mecanismo de coagulação, fornecendo a superfície necessária de fosfolípidos pró-coagulantes (atividade pró-coagulante das plaquetas). As anomalias congénitas ou adquiridas do número ou da função das plaquetas estão associadas a um risco elevado de hemorragia, o que prova que as plaquetas desempenham um papel importante na hemostase. [21]

As doenças plaquetárias hereditárias representam um grupo raro de doenças classificadas por um *defeito qualitativo ou quantitativo das plaquetas.*

As perturbações qualitativas são de dois tipos.

1. defeito do recetor de plaquetas
2. defeito na secreção de plaquetas

Os defeitos dos receptores plaquetários subdividem-se em dois tipos

a. Perturbações da adesão

b. Perturbações da agressividade

As perturbações da adesão são a *síndrome de Bernard Soulier e a doença de von Willebrand do tipo plaquetário.*

As perturbações da agressividade são *as trombastenias de Glanzmann*

Os defeitos de secreção de plaquetas são classificados da seguinte forma.

a. Síndrome das plaquetas cinzentas

b. Deficiência de grânulos densos

c. Síndrome de Wiskott-Aldrich

d. Doença do pool de armazenamento

<u>Defeitos qualitativos dos receptores plaquetários</u>

a. <u>Perturbações da adesão</u>

1. <u>Síndrome de Bernard soulier (BSS)</u>

Introdução

A síndrome de Bernard Soulier é uma doença hereditária rara e foi descrita pela primeira vez em 1948 num doente com hemorragia grave e macrotrombocitopenia. Estima-se que a incidência da doença homozigótica seja de cerca de um caso por cada 1 milhão de pessoas. [22]

Patogénese

A síndrome de Bernard Soulier está associada a defeitos quantitativos e qualitativos do complexo de glicoproteínas plaquetárias GPIb-IX-V. O complexo é formado por quatro glicoproteínas. A GPIb é constituída por duas subunidades, a GPIb-a e a GPIb-p.

Caracteriza-se por trombocitopenia, diminuição da adesão plaquetária, consumo anormal de protrombina, redução da sobrevivência plaquetária e plaquetas gigantes. A contagem de plaquetas pode descer até 20.000/pl. A doença é caracterizada por uma ligação anormal das plaquetas ao fator de von Willebrand ligado ao subendotélio devido a defeitos qualitativos ou quantitativos do complexo GPIb-IX-V.[23]

Características clínicas

A prevalência é de 1 em 1.000.000 de casos. As manifestações hemorrágicas típicas da doença nas crianças incluem epistaxes, hemorragias gengivais, ecimoses e hemorragias gastrointestinais e hemorragias pós-cirúrgicas e pós-traumáticas.[21,24]

2. Doença de tipo plaquetário ou pseudo-Doença de von Willebrand.

Introdução

A doença de von Willebrand do tipo plaquetário (VWD) ou pseudo-VWD é uma doença hereditária autossómica dominante muito rara da hemostase primária.[24]

Patogénese

A pseudo-DVW é uma perturbação da hemostase primária que se deve a defeitos totais ou parciais do VWF, uma proteína adesiva que desempenha um papel essencial na adesão e agregação plaquetárias sob elevadas taxas de cisalhamento. Esta doença não se deve a defeitos do VWF, mas ao ganho do fenótipo funcional da GPIba plaquetária, que tem uma avidez aumentada pelo VWF, levando à ligação dos maiores multímeros do VWF às plaquetas em repouso e à sua eliminação da circulação.[21]

b. Perturbações da agregação

1. Trombose de Glanzmann (GT)

Introdução

Foi descrita pela primeira vez por Glanzmann em 1918 como "trombastenia hemorrágica hereditária". A trombastenia de Glanzmann (GT) é uma síndrome hemorrágica autossómica recessiva rara que afecta a linhagem dos megacariócitos e se caracteriza pela ausência de agregação plaquetária. Trata-se de uma doença hemorrágica moderada a grave com hemorragias principalmente mucocutâneas.[25]

Patogénese

Os megacariócitos encontram-se na medula óssea e, quando maduros, libertam um grande número de plaquetas na circulação sanguínea. Na GT, as plaquetas não se agregam em resposta a todos os agonistas naturais, incluindo o ADP, a trombina e o colagénio, apesar de sofrerem uma alteração normal da sua forma. As plaquetas trombasténicas também podem aderir ao tecido subendotelial exposto e a secreção dos grânulos de armazenamento é iniciada. No entanto, as reacções subsequentes de disseminação das plaquetas na superfície exposta e a formação de trombos são defeituosas.[26]

Caracteriza-se pelas seguintes características.

i. Contagem e morfologia normais das plaquetas

ii. tempo de hemorragia prolongado

iii. Retração do coágulo ausente ou diminuída

iv. Agregação plaquetária defeituosa

O defeito bioquímico da doença é uma redução ou uma anomalia funcional na glicoproteína da membrana plaquetária, GPIIb/IIIa, que medeia a agregação de plaquetas activadas através da ligação às proteínas adesivas fibrinogénicas, VWF e fibrinectina.

As plaquetas trombóticas não se agregam em resposta a agonistas fisiológicos como o ADP, a trombina e a adrenalina. Aglutinam-se na presença de ristocetina. As plaquetas trombasténicas fixam-se normalmente ao subendotélio lesado, mas não se espalham normalmente e não formam agregados plaquetários.[17]

Classificação da trombose de Glanzmann

É classificada com base na quantidade e qualidade da glicoproteína presente.

    a. Trombose de Glanzmann de tipo I

    b. Trombose de Glanzmann de tipo II

O tipo IGT representa uma doença grave com menos de 5% de glicoproteínas normais presentes.

A doença de *tipo IIGT* é um fenótipo moderado com uma glicoproteína que varia entre 10% e 20%.

Características clínicas

A apresentação clínica dos doentes com GT não é uniforme. Alguns doentes têm apenas hematomas mínimos, enquanto outros apresentam hemorragias frequentes, graves e potencialmente fatais. O local da hemorragia é mucocutâneo, sendo a púrpura, a epistaxe e a hemorragia gengival as características mais frequentes.[25]

Manifestações orais

A hemorragia espontânea da cavidade oral, particularmente a hemorragia gengival, é frequentemente observada nestes doentes, assim como a petéquia palatina.

Embora a GT possa ser uma doença hemorrágica grave, o prognóstico é excelente com cuidados de suporte cuidadosos. A maioria dos doentes adultos goza de boa saúde e a doença tem um efeito limitado na sua vida quotidiana. A morte por hemorragia em doentes diagnosticados é rara, a menos que esteja associada a traumatismo ou a outra doença (por exemplo, cancro). Pelo contrário, é frequente as famílias referirem a morte de irmãos aquando do diagnóstico de GT.[26]

Defeitos qualitativos da secreção plaquetária

Os defeitos da secreção plaquetária são o conjunto heterogéneo de doenças hereditárias que contém alguns exemplos bem caracterizados de defeitos intracelulares das plaquetas. Algumas doenças são devidas a defeitos nos genes que codificam uma proteína cuja função se estende a vários tipos de células, mas em que, do ponto de vista da hemostase, o defeito diz respeito sobretudo à agregação dependente da secreção.[23]

Classificam-se principalmente em dois grupos principais

1. *Defeitos de um grânulo*

    a. Síndrome das plaquetas cinzentas

    b. Síndrome de Jacobsen (síndrome de Paris-Trouseau)

    c. Síndrome plaquetária do Quebeque

2. *Perturbações dos grânulos densos*

    a. Deficiência do pool de armazenamento (deficiência idiopática de grânulos densos)

    b. Síndrome de Hermanky-Pudlak

    c. Síndrome de Chediak-Higashi

    d. Síndrome de Griscelli

    e. Síndrome de Wiskott-Aldrich

1. Defeitos de um grânulo

São o local de armazenamento de proteínas que são sintetizadas nos megacariócitos ou endocitadas a partir do plasma. As membranas originais contêm uma variedade de glicoproteínas que são translocadas para a membrana plasmática durante a secreção. As deficiências específicas das proteínas armazenadas nos grânulos a podem estar associadas a deficiências hereditárias das proteínas plasmáticas correspondentes (por exemplo, deficiência de fator V, fibrinogénio na afibrinogenemia, VWF na DVW tipo III).[23]

As perturbações que são exclusivas do conjunto de grânulos a são as seguintes

a. Síndrome das plaquetas cinzentas (GPS)

Introdução

É uma doença hemorrágica ligeira de hereditariedade autossómica recessiva.[23] A doença deve o seu nome ao aspeto cinzento das plaquetas do doente em esfregaços de sangue periférico, causado pela escassez de grânulos de plaquetas.[21]

Patogénese

O defeito básico do GPS é, provavelmente, a má orientação e o acondicionamento das proteínas sintetizadas endogenamente nos grânulos a das plaquetas.[21]

O GPS é caracterizado pela ausência de grânulos A e do seu conteúdo. O defeito molecular básico parece envolver o acondicionamento ou armazenamento de proteínas durante a biogénese dos grânulos A nos megacariócitos. Outra caraterística é o início precoce da mielofibrose, um achado atribuído à libertação espontânea de factores de crescimento recentemente sintetizados pelos megacariócitos.[23]

Características clínicas

Os doentes afectados têm uma história de hemorragia mucocutânea ao longo da vida, que pode variar de gravidade ligeira a moderada, tempo de hemorragia prolongado, trombocitopenia ligeira, plaquetas anormalmente grandes e redução isolada do teor de grânulos A das plaquetas. Observa-se mielofibrose ligeira a moderada.[21]

b. Síndrome de Jacobsen (síndrome de Paris-Trouseau)

Introdução

É uma síndrome rara que está associada a uma diátese hemorrágica ligeira e é caracterizada por trombocitopenia congénita, tempo de vida normal das plaquetas e aumento do número de megacariócitos na medula óssea.[21]

Patogénese

Ocorre devido à maturação anormal e à lise intracelular dos megacariócitos da medula óssea. As plaquetas circulantes têm grânulos de goma, que são incapazes de libertar o seu conteúdo após a estimulação das plaquetas com trombina.[21]

Características clínicas

Os achados clínicos estarão associados a atrasos de desenvolvimento, cardiopatias congénitas, dismorfismo facial, baixa estatura, problemas oftalmológicos, gastrointestinais e geniturinários.[21,24]

c. <u>Perturbação plaquetária do Quebeque (QPD)</u>

Introdução

Trata-se de uma doença hemorrágica autossómica dominante que foi descrita pela primeira vez em duas famílias franco-canadianas. É uma anomalia qualitativa das plaquetas caracterizada pela proteólise anormal das proteínas do grânulo a, com contagens normais de plaquetas. [23]

Patogénese

Haverá uma diminuição da agregação plaquetária induzida pela epinefrina. A razão para este facto é desconhecida. O facto de as hemorragias responderem mais aos inibidores fibrinolíticos do que às transfusões de plaquetas levou à descoberta de que as plaquetas nesta doença possuíam uma quantidade invulgarmente elevada de ativador do plasminogénio do tipo uroquinase, uma proteína que é libertada durante a ativação das plaquetas.[23] A multimerina, uma das maiores proteínas encontradas no corpo humano. Está presente nos grânulos das plaquetas e nas células endoteliais. Liga-se ao fator V e à sua forma activada, o fator Va. A sua deficiência em doentes com DPQ é responsável pelo defeito no fator V plaquetário. É provável que seja degradada por proteases anormalmente reguladas.[24]

Características clínicas

Os doentes com DPQ apresentam graves complicações hemorrágicas pós-traumáticas e pós-cirúrgicas, hemorragias articulares e grandes hematomas que não respondem à transfusão de plaquetas, mas são bem controlados pela administração de agentes antifibrinolíticos.[24]

2. *Perturbações dos grânulos densos (ô perturbações dos grânulos)*

Os grânulos densos são locais de armazenamento da serotonina e dos nucleótidos ADP e ATP. A deficiência dos grânulos pode ser grave ou parcial em alguns doentes.[23]

Pode também estender-se aos grânulos a-. Quando a deficiência plaquetária de grânulos densos está associada a anomalias de outros organelos relacionados com os lisossomas, conduz a fenótipos claramente definidos. Isto verifica-se principalmente no caso das síndromes de Hermansky-Pudlak, Chediak-Higashi e Giscelli, em que os defeitos melanossómicos causam uma falta de pigmentação da pele e do cabelo.[23]

a. **Deficiência do pool de armazenamento** (deficiência idiopática de grânulos densos)

Introdução

Trata-se de uma doença predominantemente autossómica recessiva. São muito raramente diagnosticadas, embora a verdadeira incidência seja desconhecida.

Patogénese

Trata-se de um grupo de doenças caracterizadas pela formação defeituosa e/ou mau funcionamento dos grânulos densos das plaquetas, bem como dos melanossomas nas células da pele. Os grânulos densos, também designados por *grânulos ô,* são um dos principais reservatórios de armazenamento nas plaquetas, que contêm elevadas concentrações de difosfato de adenosina (ADP), trifosfato de adenosina (ATP), cálcio, fosfato e serotonina.[27]

Características clínicas

Os sintomas hematológicos variam desde hemorragias ligeiras e hematomas fáceis até complicações hemorrágicas moderadas. Os problemas clínicos podem incluir hemorragias na pele e nas membranas mucosas (petéquias, equimoses), epistaxe, hemorragia gastrointestinal ou hemorragia após cirurgia ou traumatismo. A hemorragia músculo-esquelética e intracraniana é invulgar. A gravidade clínica varia consideravelmente consoante o grau relativo de função plaquetária residual.[27]

b. <u>Síndrome de Hermanky-Pudlak</u> [21,24]

Introdução

Trata-se de uma forma sindrómica muito rara de doença do pool de armazenamento de ô. Em 1959, o albinismo oculocutâneo e a hemorragia prolongada foram descritos pela primeira vez por *Hermanky e Pudlak*[22]

Patogénese

É uma doença autossómica recessiva dos organelos subcelulares de muitos tecidos que envolve anomalias dos melanossomas, dos ô-grânulos plaquetários e dos lisossomas. 19 Caracteriza-se por albinismo oculocutâneo com tirosinase positiva, uma diátese hemorrágica devido a ô-DPS e doença de armazenamento lisossómico de ceroide-lipofuscina. A HPS pode resultar de mutações em diferentes loci genéticos.[24] A hemorragia resulta da falta de grânulos densos que contêm cálcio, serotonina, ADP, ATP, pirofosfato e proteínas da membrana lisossómica. Quando uma plaqueta é activada, os grânulos densos fundem-se com a membrana plasmática através do recetor solúvel da proteína de ligação ao fator sensível à N- etilmaleimida e sofrem exocitose, resultando no recrutamento de plaquetas.[22]

Características clínicas

Todos os doentes com HPS apresentam hemorragia ligeira a moderada e albinismo oculocutâneo com tirosinase positiva. As hemorragias graves são pouco frequentes. [22]

c. Síndrome de Chediak-Higashi (CHS)

Introdução

A síndrome de Chediak-Higashi foi descrita pela primeira vez em 1943. Trata-se também de uma doença autossómica recessiva caracterizada por graus variáveis de albinismo oculocutâneo, grandes grânulos citoplasmáticos peroxidados positivos numa variedade de células hematopoiéticas (neutrófilos) e não hematopoiéticas, hematomas fáceis devido à ô-SPD, infecções recorrentes associadas a neutropenia, quimiotaxia deficiente, atividade bactericida. O síndroma é letal, conduzindo geralmente à morte na primeira década. [24]

Patogénese

A função imunitária fica comprometida com infecções recorrentes e os leucócitos apresentam grandes grânulos lisossomais. Esta imunodeficiência leva ao desenvolvimento de uma síndrome linfoproliferativa e de uma fase acelerada em 90% dos doentes. A caraterística distintiva da CHS é a presença de corpos de inclusão gigantes numa variedade de células que contêm grânulos, incluindo plaquetas. [23]

Características clínicas

O grau de hipopigmentação na CHS pode variar e os achados oculares resultam da redução ou ausência de pigmento em todo o olho. São comuns as infecções recorrentes com staphylococcus aureus e estreptococos hemolíticos. [22]

Os achados neurológicos, como as neuropatias cranianas e periféricas, a degenerescência espinocerebelosa e as convulsões, estão associados a infiltrados linfo-histiocíticos em todo o sistema nervoso. 85% dos doentes com CHS passam por uma fase acelerada durante a qual apresentam um envolvimento difuso dos órgãos, incluindo disfunção hepática, pancitopenia e diminuição da imunidade. As manifestações hemorrágicas podem aumentar durante este período devido à trombocitopenia e à diminuição da função hepática. [22]

d. Síndrome de Griscelli

Introdução

A síndrome de Griscelli (albinismo parcial com imunodeficiência variável) é uma doença pouco frequente caracterizada por diluição pigmentar e imunodeficiência celular e humoral variável. [23]

Patogénese

É uma doença genética autossómica recessiva que pode ter duas causas moleculares diferentes, um membro defeituoso da família das GTPases monoméricas ou uma função da miosina. [28]

A presença de grandes agregados de pigmento nos fios de cabelo e a acumulação de melanossomas maduros nos melanócitos. É causada por mutações no gene que codifica a miosina-VA (MYO-VA) ou o gene RAB27A. Os doentes com uma mutação no gene RAB27A também apresentam um defeito citotóxico e o aparecimento de uma síndrome de ativação descontrolada dos linfócitos T e dos macrófagos, também conhecida como *síndrome hemofagocítica*. O defeito citotóxico causado pelas mutações do gene RAB27A é responsável pelo desencadeamento da síndrome hemofagocítica, que é fatal. [28]

Características clínicas

A síndrome de Griscelli caracteriza-se por uma diluição pigmentar parcial ou albinismo com cabelo cinzento prateado, infecções frequentes, imunodeficiência celular, anomalias neurológicas e um desfecho fatal causado por uma síndrome de ativação descontrolada dos linfócitos T e dos macrófagos, a chamada fase acelerada da doença. [28]

e. Síndrome de Wiskott-Aldrich (WAS)

Introdução

A Síndrome de Wiskott-Aldrich (SWA) foi reconhecida pela primeira vez em 1937, quando Wiskott descreveu o fenótipo clínico de três irmãos que se apresentavam no início da vida com trombocitopenia, diarreia sanguinolenta, eczema e infecções recorrentes dos ouvidos.[28] Trata-se de uma imunodeficiência hereditária rara com herança recessiva ligada aos cromossomas X.[29]

Patogénese

A síndrome de Wiskott-Aldrich (WAS) é uma doença de imunodeficiência primária que envolve tanto os linfócitos T como os B. As células plaquetárias, responsáveis pelo controlo das hemorragias, são gravemente afectadas. A SWA é causada por mutações (ou erros) no gene que produz uma proteína baptizada em honra da doença, a *Proteína da Síndrome de Wiskott-Aldrich (WASP)*. O gene WASP está localizado no braço curto do cromossoma X. A maioria destas mutações são "únicas". Isto significa que quase todas as famílias têm a sua própria mutação caraterística do gene WASP. Se a mutação for grave e interferir quase completamente com a capacidade do gene para produzir a proteína WAS, o doente tem a forma clássica e mais grave da SWA. [29]

Características clínicas

Na sua forma clássica, a SWA tem um padrão caraterístico de achados que incluem uma maior tendência para sangrar causada por um número significativamente reduzido de plaquetas, infecções bacterianas, virais e fúngicas recorrentes e eczema da pele. Um número reduzido de plaquetas de tamanho pequeno é uma caraterística marcante de todos os doentes com SWA. As hemorragias na pele causadas pela trombocitopenia podem causar manchas vermelho-azuladas do tamanho de uma cabeça de alfinete, chamadas petéquias, ou podem ser maiores e assemelhar-se a nódoas negras. A hemorragia no cérebro é uma complicação perigosa. [29]

Infecções com WAS

Devido a uma deficiência profunda da função dos linfócitos T e B, as infecções são comuns na SWA clássica e podem envolver todas as classes de microrganismos. Estas infecções podem incluir infecções das vias respiratórias superiores e inferiores, como a otite média, a sinusite e a pneumonia. As infecções mais graves, como a sépsis (infeção da corrente sanguínea ou "envenenamento do sangue"), a meningite e as infecções virais graves são menos frequentes. Raramente, os doentes com SWA clássica podem desenvolver pneumonia por *pneumocystis jiroveci (carinii)*. A pele também pode ficar infetada com várias bactérias em consequência do coçar intenso das zonas afectadas pelo eczema. Uma infeção viral da pele chamada *molusco contagioso* também é comum na SWA.

O eczema é comum em doentes com a SWA clássica. Nos bebés, o eczema pode assemelhar-se a uma *"crosta láctea"*, a uma erupção grave das fraldas, ou ser generalizado, ocorrendo no corpo e/ou nas extremidades. [29,30]

Manifestações auto-imunes na Síndrome de Wiskott-Aldrich

Um problema frequentemente observado em bebés, bem como em adultos com SWA, é uma elevada incidência de sintomas "auto-imunes". A palavra "autoimune" descreve condições que parecem ser o resultado de uma reação desregulada do sistema imunitário contra uma parte do próprio corpo do doente. Entre as manifestações auto-imunes mais comuns observadas nos doentes com SWA encontra-se um tipo de inflamação dos vasos sanguíneos (vasculite) associada a febre e erupção cutânea nas extremidades, por vezes agravada após episódios de exercício físico. A inflamação das artérias (vasculite) que ocorre principalmente nos músculos, no coração, no cérebro ou noutros órgãos internos desenvolve-se e causa uma grande variedade de sintomas. [29]

Os tumores malignos podem ocorrer em crianças pequenas, em adolescentes e em adultos com SWA. A maioria destes tumores malignos envolve os linfócitos B, resultando em linfoma ou leucemia. [29]

Tratamento

As crianças com SWA devem ser seguidas em centros especializados em imunologia e hematologia. O tratamento consiste em tratar e prevenir as infecções. Quando a trombocitopenia é muito grave, a esplenectomia pode ser benéfica. Apenas um transplante de medula óssea pode curar esta patologia. O seu sucesso depende da disponibilidade de um dador com HLA idêntico. Um bom controlo das infecções pode reduzir consideravelmente o risco de a doença evoluir para o desenvolvimento de linfoma ou de tumores. [A58,59]

8. <u>PERTURBAÇÕES QUANTITATIVAS DAS PLAQUETAS</u>

a. <u>Trombocitopenia congénita (TAR)</u>

Introdução

As trombocitopenias congénitas representam uma percentagem muito pequena das trombocitopenias. Trata-se de um padrão de hereditariedade ligado ao sexo. Tradicionalmente, as TTP são divididas em categorias. Uma vez que os esfregaços de sangue estão universalmente disponíveis, o tamanho das plaquetas (tal como estimado no esfregaço) é frequentemente considerado como o primeiro ponto de triagem. No entanto, pelo menos três pontos de triagem adicionais podem ser identificados pela história, antes da análise do esfregaço, que sugerem trombocitopenia congénita.

Uma é uma história familiar de "púrpura trombocitopénica idiopática".

A segunda é a ausência de um aumento da contagem de plaquetas em resposta aos tratamentos da PTI.

A terceira é a presença de determinadas "características associadas" que são identificadas juntamente com a trombocitopenia. Algumas destas características, trombocitopenia isolada, sugeririam diagnósticos muito específicos, por exemplo, trombocitopenia com ausência de raios (TAR). [A60]

Trombocitopenia com ausência de raios (TAR).

A TAR é considerada uma anomalia congénita, uma vez que a estrutura óssea é anormal à nascença. As doenças virais e outras situações de stress, como uma cirurgia, podem provocar uma diminuição do nível de plaquetas, podendo mesmo ser necessária uma transfusão de plaquetas. [31]

A trombocitopenia com ausência de rádio *(TAR)* é uma doença rara que pode ser detectada por ultra-sons logo a partir das dezoito semanas de gravidez. A ecografia pode detetar a ausência dos rádios e de outros membros. [31]

Deformações. No entanto, em algumas situações, devido à sua raridade, só é detectada após o nascimento.

O nível de plaquetas desce e sobe durante os episódios plaquetários. As plaquetas são necessárias quando ocorre uma lesão para que o sangue possa coagular. As plaquetas fixam-se ao tecido lesionado, aglomerando-se e actuando como um penso temporário. As plaquetas libertam então uma enzima chamada tromboplastina que actua para clivar uma partícula. A hemorragia também pode ocorrer no interior do corpo, como nos rins, nos pulmões e no cérebro.[31]

Características clínicas

Os doentes com TAR têm uma elevada incidência de hemorragias graves, incluindo hemorragia intracraniana e hemorragia gastrointestinal. [31]

b. <u>Anomalia de Hegglin de maio</u> (MHA)

Introdução

A AMH é considerada a síndrome clássica das plaquetas gigantes. *May* descreveu a anomalia pela primeira vez em 1909, numa jovem mulher assintomática, e em 1945, *Hegglin* descreveu a doença num homem e nos seus dois filhos. A MHA está associada a uma mutação do gene MYH9, que codifica a cadeia pesada de miosina não muscular IIA.A[61]

Patogénese

A patogénese da AMH é pouco conhecida, mas a estrutura, função e sobrevivência das plaquetas são normalmente normais. Pensa-se que a trombocitopenia se deve a uma maturação e fragmentação defeituosas dos megacariócitos. A falha na fragmentação dos megacariócitos e um sistema microtubular anormal podem ser responsáveis pela produção de plaquetas grandes. [32]

Características clínicas

A anomalia de May-Hegglin (MHA) é uma doença familiar caracterizada por vários graus de trombocitopenia que pode estar associada a púrpura e hemorragia, plaquetas gigantes e corpos de inclusão citoplasmáticos basófilos, grandes (2-5 mm) e bem definidos (semelhantes aos corpos de Dohle) nos granulócitos. A trombocitopenia ocorre em 50% dos doentes com AMH, mas as hemorragias graves são invulgares. Os indivíduos podem apresentar hematomas fáceis, epistaxes recorrentes, hemorragia gengival, menorragia e hemorragia excessiva associada a procedimentos cirúrgicos.[32]

c. **Trombocitopenia neonatal**

Introdução

Os recém-nascidos com trombocitopenia grave podem ter hemorragias que levam a defeitos residuais para toda a vida (por exemplo, hemorragia intracraniana) ou à morte. A incidência de trombocitopenia neonatal é de 0,12%; (contagem de plaquetas <50.000mm3) a de trombocitopenia neonatal grave é de 0,04%. (contagem de plaquetas < 20.000/mm^3 . A maioria dos bebés que sofrem de trombocitopenia estão doentes, são prematuros e têm outras perturbações que contribuem para a trombocitopenia, incluindo bacteriemia e coagulação intravascular disseminada.

Nestes bebés doentes, a incidência de trombocitopenia chega a atingir 15%, sendo mais grave alguns dias após o parto. [17]

Patogénese

As causas da trombocitopenia neonatal são,

a. Megacariócitos normais ou diminuídos na medula óssea

- Doenças imunitárias

- Infecções bacterianas, virais e protozoárias

- Medicamentos imunes e não imunes

b. Diminuição ou ausência de megacariócitos na medula óssea

- Aplasia da medula óssea

- Osteopetrose

- Infiltração da medula óssea

- Leucemia congénita

- Neuroblastoma congénito

- Outros, como o hipertiroidismo materno [17]

Características clínicas

Os sinais e sintomas clínicos variam consoante a causa da hemorragia, a magnitude da perda de sangue e a doença subjacente. Os sinais de tendência hemorrágica anormal incluem petéquias, hematomas excessivos, hemorragia prolongada de locais de punção, exsudação umbilical, hemorragia gastrointestinal, hematúria, hemorragia pulmonar, hemorragia subgaleal e hemorragia intracraniana. Quando a perda de sangue é grande, o bebé pode apresentar sinais de hipovolemia (palidez, pulsos fracos, taquicardia, hipotensão, acidose metabólica). [33]

<u>Distúrbios hereditários da coagulação</u>

a. <u>Doença de VonWillbrands.</u> (VWD)

Introdução

A doença de Von Willebrand é uma doença hemorrágica hereditária.

Patogénese

Trata-se de uma doença autossómica dominante. Afecta ambos os sexos.

Características clínicas

Manifesta-se por hemorragias na pele e nas mucosas. O tempo de hemorragia é prolongado devido a uma adesão defeituosa das plaquetas aos tecidos subendoteliais. Os doentes também apresentam hemorragias profundas causadas pela deficiência de fator VIII resultante de uma anomalia do fator de von Willebrand (VWF) que se encontra no plasma, plaquetas, megacariócitos e células endoteliais. O VWF circula em conjunto com o fator VIII e é importante na adesão das plaquetas ao subendotélio através do colagénio e, por conseguinte, na formação do tampão plaquetário primário. Na doença de von Willebrand, o VWF pode apresentar uma anomalia quantitativa ou qualitativa. O VWF é composto por subunidades denominadas *multímeros*. A doença de Von Willebrand divide-se em subtipos com base na estrutura multimérica do VWF nas plaquetas e no plasma.[8]

Portanto, defeitos no VWF podem causar sangramento por prejudicar a adesão plaquetária ou por reduzir a concentração de FVIII.[35] A hemorragia nos tipos 1 e 2 é geralmente ligeira a moderada, embora o traumatismo ou a cirurgia possam resultar em hemorragias graves. As manifestações hemorrágicas tendem a exsudar ou a ferir; a formação de hematomas é rara. A formação deficiente do tampão plaquetário pode resultar em hemorragia da pele e das mucosas, nódoas negras, epistaxis, hemorragia prolongada após procedimentos cirúrgicos e menorragia.[8]

Classificação

Toda a VWD é causada por mutações no locus VWF.

1. A VWD tipo 1 refere-se a uma deficiência quantitativa parcial do VWF.

2. A VWD tipo 2 refere-se a uma deficiência qualitativa do VWF.

3. A VWD tipo 3 refere-se a uma deficiência virtualmente completa da função dependente de plaquetas do VWF, que está associada à ausência de multímeros de VWF de elevado peso molecular.

4. A VWD de tipo 2A refere-se a variantes qualitativas com função dependente de plaquetas diminuída que está associada à ausência de multímeros de VWF de elevado peso molecular.

5. A VWD tipo 2B refere-se a variantes qualitativas com afinidade aumentada para a glicoproteína plaquetária Ib. função dependente de plaquetas que não é causada pela ausência de multímeros de VWF de elevado peso molecular.

6. A VWD tipo 2N refere-se a variantes qualitativas com afinidade acentuadamente diminuída para o fator VIII.

7. A VWD tipo 2M refere-se a variantes qualitativas com função dependente de plaquetas diminuída que não é causada pela ausência de multímeros de VWF de elevado peso

molecular.

b. Hemofilia

Introdução

É uma doença hemorrágica grave e muitas vezes fatal que afecta geralmente as crianças do sexo masculino. [4]

Patogénese

A hemofilia é o exemplo clássico de uma doença recessiva ligada ao X. O gene defeituoso está localizado no cromossoma X. No homem que não possui um alelo normal, o defeito manifesta-se por hemofilia clínica. O homem afetado não transmite a doença ao seu filho, porque o seu cromossoma Y não pode transportar o gene hemofílico. No entanto, todas as filhas serão portadoras de hemofilia porque herdam o seu cromossoma X que contém o gene hemofílico. A maioria destas mulheres não será afetada clinicamente devido à presença de um alelo normal da mãe. A mulher portadora transmitirá a doença a metade dos seus filhos e o estado de portadora a metade das suas filhas. Trata-se de uma doença recessiva ligada ao X. O homem heterozigótico e a mulher homozigótica são normalmente afectados. Por vezes, as mulheres em estado heterozigótico com lionização desfavorável podem ser afectadas. As mulheres com síndrome de Turner (XO) também podem ser afectadas quando o X normal está ausente. 70% dos doentes hemofílicos têm antecedentes familiares. Os restantes 30% resultam de uma nova mutação. [4]

Classificação

Com base no fator afetado, (a) Hemofilia A (hemofilia verdadeira ou hemofilia clássica) que se caracteriza por uma deficiência do fator VII e (b). Hemofilia B (doença de Natal), que se caracteriza por uma deficiência do fator IX. [4]

Com base na apresentação clínica, (a). Ligeira - em que podem ocorrer 5 a 30% da atividade do fator e hemorragia ligeira com traumatismo ou cirurgia importantes, (b). Moderada - em que 1 a 5% da atividade do fator VIII e hemorragia moderada com traumatismo ou cirurgia mínimos e (c) Grave -0 a 1% da atividade do fator VIII e hemorragia espontânea grave, como a hemartrose. [4]

Características clínicas

Os bebés e as crianças são afectados, sendo o sexo masculino o mais afetado. As manifestações hemorrágicas são a hemartrose, que é uma articulação dolorosa, sensível, quente e inchada. Estão normalmente presentes grandes equimoses, hematomas subcutâneos e intramusculares. É frequente a ocorrência de hemorragia na boca, gengivas, lábios, frénulo e língua. A hematemese e a malena não são invulgares. Pode também ocorrer hamatúria. A hemorragia da ferida é lenta e persiste durante dias e semanas. É frequente a hemorragia tardia da ferida. É frequente a hemorragia cutânea e uma tendência para ficar com nódoas negras excessivas após um ferimento ligeiro. A hemorragia intracraniana não é invulgar. [4][36]

As complicações da hemorragia são a dor, a anemia, as perturbações constitucionais como a febre, a artrite hemofílica crónica, os efeitos de pressão dos hematomas sobre as estruturas vitais. [4]

c. <u>Afibrinogenemia congénita (CAF)</u>

Introdução

A afibrinogenemia congénita (FAC) é uma doença hereditária muito rara da fase III da coagulação, caracterizada pela ausência virtual de *fibrinogénio plasmático (fator I)*. Existem cerca de 250 casos na literatura mundial relatados maioritariamente em consanguíneos [34] pais. [34]

Em 1981, Girolami et al demonstraram um padrão hereditário duplo para a afibrinogenaemia congénita, um autossómico recessivo e o outro autossómico intermédio. [A64]

Patogénese

A afibrinogenemia congénita é transmitida por um gene autossómico recessivo localizado no cromossoma 4 (q26- q28), com fibrinogénio normal ou hipofibrinogenemia no heterozigoto e afibrinogenemia no homozigoto. Esta expressão fenotípica variável de heterozigotos não protegidos com um fibrinogénio não superior a 2,5 g/L e heterozigotos protegidos com níveis normais de fibrinogénio não é clara.[34]

Características clínicas

Os doentes com FAC (homozigóticos) podem apresentar sintomas de hemorragia no período neonatal, com hematomas resultantes do trauma do parto, hematemeses, melenas e hemorragia do umbigo. Embora a hemorragia espontânea em crianças mais velhas seja rara e ligeira, pode por vezes ocorrer na pele, músculos e membrana mucosa, com epistaxis e hemorragia gastrointestinal para as articulações ou para o sistema nervoso central. As hemorragias mais graves ocorrem na sequência de traumatismos, lesões e intervenções cirúrgicas. [34]

9. <u>DOENÇAS HEMORRÁGICAS ADQUIRIDAS</u>

Os distúrbios hemorrágicos adquiridos são mais comuns em doentes hospitalizados e podem ser fatais. As perturbações adquiridas estão associadas a coagulação intravascular disseminada (CID) aguda e crónica, doença hepática, deficiência de vitamina K (dietética, antibioterapia de largo espetro e/ou terapêutica anticoagulante oral), terapêutica com heparina e utilização de fluidos para reposição de volume, como nos doentes com traumatismo, ou para diluição, como na transfusão maciça de sangue. Os doentes podem apresentar múltiplas anomalias, incluindo prolongamento variável do tempo de protrombina, APTT (tempo de tromboplastina plasmática activada), tempo de trombina e diminuição do fibrinogénio e das plaquetas. [14,15]

Doenças vasculares adquiridas

As causas adquiridas de perturbações vasculogénicas incluem o escorbuto, a síndrome de Cushing, a púrpura de Henoch-Schonlein, a púrpura não trombocitopénica devida a fármacos, infecções, dis proteinemia, causas mecânicas e condições psicogénicas e a púrpura senil.

1. Escorbuto

Introdução

Resultante de uma carência alimentar de vitamina C hidrossolúvel, encontra-se principalmente em regiões de pobreza urbana, quer em bebés que tomam fórmulas lácteas processadas não suplementadas, quer em idosos que cozinham para si próprios, quer em adultos dependentes de álcool ou de drogas.

Patogénese

Muitas das características hemorrágicas do escorbuto resultam de defeitos na síntese do colagénio. A vitamina C é necessária para a síntese da hidroxiprolina, um constituinte essencial do colagénio.

Características clínicas

Um dos primeiros sinais clínicos são hemorragias petequiais nos folículos pilosos e púrpura na parte de trás das extremidades inferiores que coalescem para formar equimoses. A hemorragia pode ocorrer nos músculos, articulações, leitos ungueais e tecidos gengivais. O envolvimento gengival pode incluir inchaço, friabilidade, sangramento, infeção secundária e afrouxamento dos dentes. O escorbuto ocorre quando a vitamina C da dieta é inferior a 10 mg/d. A implementação de uma dieta rica em vitamina C e a administração de 1 g/d de suplementos de vitamina C proporcionam uma resolução rápida. [15]

2. Síndroma de Cushing

Introdução

Resultante da ingestão ou produção excessiva de corticosteróides exógenos ou endógenos, leva a uma perda geral de proteínas e à atrofia do tecido conjuntivo de suporte em torno dos vasos sanguíneos.

Características clínicas

Os doentes podem apresentar hemorragias cutâneas ou nódoas negras fáceis. O envelhecimento causa atrofia semelhante do tecido conjuntivo perivascular e falta de mobilidade da pele. As roturas em pequenos vasos sanguíneos podem resultar em áreas purpúricas de forma irregular nos braços e nas mãos, denominadas púrpura senil. Outras doenças metabólicas ou inflamatórias que resultam em púrpura incluem a púrpura de Schonlein-Henoch ou anafilactóide, a púrpura hiperglobulinémica, a macroglobulinemia de Waldenstrom, o mieloma múltiplo, a amiloidose e a crioglobulinemia.[15]

3. Púrpura de Henoch-Schonlein

Introdução

Também denominada púrpura alérgica ou anafiláctica. É uma doença de hipersensibilidade caracterizada por erupção cutânea purpúrica, dor abdominal em cólica, poliartralgia e glomerulonefrite aguda.

Patogénese

Pode ocorrer devido a certos alimentos ou pólenes, que actuam como alergénios, que evocam a formação de anticorpos e complexos antigénio-anticorpo. Os complexos imunes circulantes depositam-se nos vasos de todo o corpo e nas regiões mesenquimatosas glomerulares, produzindo uma vasculite generalizada.

Características clínicas

A vasculite segue-se de erupção cutânea purpúrica, dor abdominal devido a hemorragia gastrointestinal focal, poliartralgia.[4]

4. Púrpura não trombocitopénica

Patogénese

Pode ser causada por fármacos como a atropina e o hidrato de cloral, que podem ocasionalmente causar uma lesão purpúrica secundária a envolvimento vascular. Esta púrpura vascular geralmente desaparece quando o medicamento é descontinuado. Os doentes que recebem uma terapêutica prolongada com corticosteróides podem desenvolver púrpura secundária a um tecido de suporte vascular defeituoso.

A púrpura não trombocitopénica transitória ligeira pode resultar de infecções como o sarampo, a escarlatina ou a febre tifoide. A meningococcemia e as doenças rickettsiais podem causar lesões directas nos vasos sanguíneos, resultando em púrpura. Pode também resultar de embolização (êmbolos gordos, mixoma auricular, endocardite), disproteinemias devidas a mieloma múltiplo, macroglobinemia e uraemias.

O aumento da contrapressão venosa após tosse violenta, vómitos ou estrangulamento pode causar petéquias na zona da cabeça e do pescoço. As lesões lineares limitadas a áreas facilmente acessíveis devem levantar a suspeita de púrpura factícia. Algumas equimoses de forma bizarra são o resultado de rituais religiosos ou práticas culturais (por exemplo, bater com ventosas, esfregar moedas ou coçar colheres).

Deve suspeitar-se de abuso infantil se as petéquias e os hematomas forem generalizados ou se se encontrarem em zonas do corpo que normalmente não estão sujeitas a lesões. Normalmente, a contagem de plaquetas e os estudos de coagulação são normais nestas crianças. A púrpura psicogénica (também designada por síndrome das nódoas negras dolorosas, síndrome de sensibilização auto-eritrocitária ou síndrome de Gardner-Diamond) é caracterizada por equimoses dolorosas espontâneas em doentes que frequentemente apresentam instabilidade psicológica. A púrpura senil ocorre geralmente na velhice. Um tecido conjuntivo subendotelial de suporte deficiente leva à rutura fácil dos vasos e ocorre hemorragia. Os locais mais comuns de hemorragia são a superfície extensora do antebraço e da mão.

Perturbações adquiridas das plaquetas

1. Púrpura trombocitopénica imune (PTI)

Introdução

Também é designada por púrpura trombocitopénica imune, púrpura trombocitopénica autoimune, púrpura trombocitopénica primária, púrpura hemorrágica e doença de Werlhof.[4] Trata-se de uma síndrome de doença hemorrágica caracterizada pela presença de anticorpos antiplaquetários no plasma e pelo aumento de megacariócitos na medula óssea. A verdadeira incidência da PTI é desconhecida porque a doença é frequentemente transitória. A incidência estimada é de cerca de 1 em 10.000 pessoas por ano.

ano.

Patogénese

Foi demonstrado um aumento das quantidades de IGg na superfície das plaquetas e a destruição das plaquetas na PTI é proporcional aos níveis de IGg associados às plaquetas. Além disso, existe uma maior incidência de antigénios HLA B8 e B12 nos doentes. As pessoas com este fenótipo específico correm um maior risco de desenvolver a doença, se expostas a factores precipitantes. [17]

Tipos

Existem dois tipos de PTI. A aguda e a crónica ou recorrente. Na forma aguda, a contagem de plaquetas regressa ao normal no prazo de 6 meses após o diagnóstico e não ocorrem recaídas. Na forma crónica, a contagem de plaquetas diminui depois de ter regressado aos níveis normais. Nos adultos, a forma crónica é mais comum. Nas crianças, é mais frequente a forma aguda.

Características clínicas

Tem uma evolução clínica mais grave. Os homens e as mulheres são igualmente afectados. A maior frequência de ocorrência situa-se entre os 2 e os 8 anos de idade. A eosinofilia e a linfocitose são comuns na forma aguda e raras na forma crónica. A duração do aparecimento na forma aguda é de 2-6 semanas e na forma crónica demora meses a anos. Sintomas como púrpura e equimoses encontram-se normalmente na superfície anterior das extremidades inferiores e sobre proeminências ósseas, como as costelas, a omoplata, os ombros e as pernas. A petéquia pode ser encontrada na mucosa bucal, no palato mole e na pele. Pode ocorrer hemorragia no sistema nervoso central, no ouvido médio e também pode ser observada hemorragia na retina. O achado de esplenomagalia sugere a probabilidade de leucemia, lúpus eritematoso sistémico e mononucleose infecciosa. [17]

2. Trombocitopenia adquirida

A trombocitopenia adquirida é também conhecida como trombocitopenia secundária, que é semelhante à trombocitopenia primária ou idiopática (PTI), na medida em que se caracteriza por uma produção reduzida de plaquetas ou por um aumento da destruição das plaquetas, resultando em níveis de plaquetas inferiores a 60 000/microlitro. A trombocitopenia pode ocorrer por causas secundárias associadas a doenças crónicas ou a perturbações da função imunitária devido a infecções crónicas, doenças linfoproliferativas e mieloproliferativas, gravidez ou doenças auto-imunes. Nalguns casos, o diagnóstico da PTI secundária é complexo e a trombocitopenia pode frequentemente ser resolvida através do tratamento da doença subjacente, na medida do possível. Na maioria dos casos, o tratamento centra-se na redução da destruição das plaquetas, mas, em alguns casos, o tratamento também pode ser direcionado para a estimulação da produção de plaquetas. [17]

Perturbações adquiridas da coagulação

1. Doença hepática

Introdução

O fígado tem um papel central na hemostase, uma vez que produz a maioria dos factores de coagulação conhecidos. A doença hepática grave pode levar à diminuição da síntese de factores pró-coagulantes, com exceção do FVIII, que é sintetizado tanto dentro como fora do fígado. A produção de fibrinogénio anormal pode resultar de doença hepática, o que é referido como disfibrinogenemia adquirida. Os níveis de factores anticoagulantes também podem estar reduzidos na insuficiência hepática. Os doentes com doença hepática podem apresentar um vasto espetro de defeitos hemostáticos, dependendo da extensão da lesão hepática. [15]

Patogénese

Devido a uma síntese proteica deficiente, os factores e inibidores importantes dos sistemas de coagulação e fibrinolítico estão acentuadamente reduzidos. Além disso, foram encontradas moléculas anormais de factores dependentes da vitamina K e de fibrinogénio. A trombocitopenia e a trombocitopatia também são comuns na doença hepática grave.

A obstrução biliar reduz a vitamina K e diminui a síntese dos factores II, VII, IX e X. A doença hepatocelular reduz os níveis de fator V e de fibrinogénio e aumenta as quantidades de ativador do plasminogénio.

Características clínicas

Podem desenvolver-se complicações hemorrágicas e trombóticas graves com doença hepática avançada. [15]

2. Deficiência de vitamina K

Introdução

A vitamina K desempenha um papel fundamental na síntese das proteínas da coagulação sanguínea FVII, FIX, FX e protrombina. Embora a dieta seja a principal fonte de vitamina K, a vitamina K2 sintetizada pelas bactérias intestinais também contribui para uma ingestão adequada de vitamina K. A deficiência de vitamina K pode ser uma doença adquirida. Esta doença é rara, tendo sido descrita em menos de 15 famílias e resulta de defeitos nos genes da vitamina K carboxilase ou redutase. [37]

Patogénese

Encontra-se associada a hemorragias. Má absorção de vitamina K, ou seja, ressecção intestinal, atresia biliar, doença hepática grave induzida por obstrução biliar intra-hepática, doença colestática, etc., uso de antibióticos, especialmente em pacientes com ingestão dietética marginal.

Características clínicas

Varia muito em doentes com deficiência de vitamina K. Hemorragia intracraniana possivelmente fatal em recém-nascidos. Hemorragia nas articulações, pele e membranas mucosas. [37]

Distúrbios fibrinolíticos adquiridos

Os distúrbios do sistema fibrinolítico podem levar a hemorragia, quando a degradação do coágulo é aumentada, ou a coagulação excessiva e trombose, quando os mecanismos de degradação do coágulo são retardados. A fibrinólise primária resulta tipicamente em hemorragia e pode ser causada por uma deficiência no inibidor da a2-plasmina ou no inibidor do ativador do plasminogénio. [15]

1. Coagulação intravascular disseminada

Introdução

A Coagulação Intravascular Disseminada (CID) é uma doença caracterizada pela ativação intravascular sistémica do sistema de coagulação, conduzindo simultaneamente à formação de trombos intravasculares, comprometendo um fornecimento adequado de sangue aos órgãos, e à hemorragia como consequência da exaustão das plaquetas e dos factores de coagulação. Foi descrita pela primeira vez por Landois em 1875, após ter administrado sangue humano por via intravenosa a cães e ter encontrado trombos hialinos nos vasos do mesentério.[38]

Patogénese

A fase inicial da CID consiste na formação de tromboses microvasculares nos rins e nos pulmões, com vários graus de insuficiência renal aguda e síndrome de dificuldade respiratória do adulto (SDRA). Na segunda fase, que pode surgir rapidamente, a ativação generalizada da fibrinólise lise os microtrombos mas destrói os factores de coagulação e as plaquetas, que são rapidamente consumidos e esgotados. Esta coagulopatia de consumo grave conduz a uma hemorragia incontrolada das feridas e a uma hemorragia espontânea nos tecidos, no intestino e no cérebro.

A falência de órgãos devido a hipercoagulopatia é considerada um aspeto importante da patologia da DIC. Estudos indicam que vários factores, como a ativação de leucócitos, a lesão das células endoteliais vasculares e a libertação de mediadores químicos, estão envolvidos na falência de órgãos.

O fator tecidular pode desencadear a via extrínseca da coagulação. A sua atividade no sangue periférico é acentuadamente elevada após lesão tecidular e ativação de monócitos.

A elevada atividade do fator tecidular resulta na transformação da protrombina para formar um trombo de fibrina. O aumento da produção de fator tecidular é considerado o fator mais importante para o aparecimento de DIC. O fator tecidular encontra-se significativamente elevado nas células leucémicas de doentes com DIC, o que sugere que a DIC na leucemia é causada por um fator tecidular elevado nas células leucémicas. O fator tecidular também se encontra significativamente elevado em doentes com CID e tumores sólidos, como o cancro gástrico. [38]

Características clínicas

As características clínicas da CID incluem complicações hemorrágicas espontâneas ou induzidas, como hematomas espontâneos, petéquias, hemorragia gastrointestinal, hemorragia perfusa no local da ferida cirúrgica, hemorragia intracraniana e hemorragia do trato respiratório. As complicações trombóticas, em que a falência de múltiplos órgãos pode ser, em parte, o resultado da formação de fibrina intravascular. Além disso, a geração de múltiplas enzimas proteoliticamente activas da cascata de coagulação pode aumentar a atividade inflamatória, o que pode agravar a síndrome inflamatória sistémica. De facto, a DIC é uma doença hemorrágica e trombótica. [38]

10. <u>INVESTIGAÇÕES</u>

Os testes laboratoriais de rastreio para suspeitas de perturbações hemorrágicas incluem os necessários para o diagnóstico de perturbações hemostáticas primárias (VWD e perturbações plaquetárias) e os necessários para

O diagnóstico de perturbações hemostáticas secundárias (deficiências dos factores de coagulação). Para o diagnóstico de defeitos na hemostase primária, os testes para um possível diagnóstico de VWD e defeitos da função plaquetária são efectuados utilizando testes específicos para o antigénio e atividade do VWF e estudos da função plaquetária, respetivamente.[5]

Foram desenvolvidos vários testes de rastreio para tentar identificar melhor as crianças que apresentam sintomas hemorrágicos e que mais beneficiarão de testes adicionais. O tempo de sangramento foi amplamente utilizado no passado como teste de triagem para a DVW e distúrbios da função plaquetária; a sensibilidade do tempo de sangramento para o diagnóstico de DVW e defeitos da função plaquetária foi <50%. Assim, este teste é raramente utilizado na avaliação de crianças com suspeita de distúrbio hemorrágico.[5]

O dispositivo Platelet Function Analyzer, PFA-100, foi desenvolvido como uma possível alternativa ou suplemento ao tempo de hemorragia. O papel do método de TC PFA-100 como ferramenta de rastreio para doentes com sintomas hemorrágicos é debatido. O Impact-R [Cone and Platelet Analyzer (CPA)] foi concebido numa tentativa de testar a adesão e a agregação plaquetárias numa superfície de poliestireno em condições de cisalhamento próximas das fisiológicas. São necessários mais estudos antes de o método CPA poder ser recomendado para o rastreio de crianças avaliadas quanto a perturbações hemorrágicas.

A trombografia automatizada calibrada (CAT), que mede a produção de trombina em plasma pobre em plaquetas após indução da coagulação com fator tecidular, foi também estudada como teste de rastreio em doentes com tendência hemorrágica clinicamente inequívoca, mas não foi considerada como diagnóstico de VWD e de perturbações da função plaquetária.[5]

Foi utilizada uma abordagem baseada no teorema de Bayes no diagnóstico de perturbações hemorrágicas ligeiras/moderadas em crianças. São necessários estudos prospectivos em que um Questionário de Hemorragia Pediátrica (PBQ) validado e normalizado seja combinado com a história familiar de hemorragias para obter uma pontuação clínica para estimar a probabilidade pré-teste. Em seguida, pode ser testado um dos testes laboratoriais de rastreio de doenças hemostáticas primárias para calcular a probabilidade pós-teste.[3]

Para evitar testes laboratoriais de rastreio falsamente anormais para doenças hemostáticas primárias que envolvam plaquetas, todas as crianças devem evitar a utilização de aspirina e/ou outros anti-inflamatórios não esteróides (AINE) antes dos testes. Uma vez que nenhum teste de rastreio de doenças hemostáticas primárias demonstrou um valor preditivo de 100%, um algoritmo que inclua a história pessoal de hemorragia, obtida através de um questionário de hemorragia validado, e a história familiar de hemorragia, para além dos resultados do teste de rastreio, poderá talvez melhorar o processo de diagnóstico e ajudar a decidir quais as crianças com uma suspeita de doença hemorrágica que mais beneficiarão de testes especializados.[3]

Os estudos laboratoriais de coagulação são efectuados para avaliar sintomas hemorrágicos e história familiar de sintomas hemorrágicos, ou para despistar perturbações hemorrágicas antes da cirurgia. As pistas históricas e o exame físico geralmente podem diferenciar entre distúrbios plaquetários e de coagulação; no entanto, um hemograma completo é geralmente o primeiro passo necessário. Uma contagem normal de plaquetas em face de petéquias ou sintomas hemorrágicos sugestivos de um distúrbio plaquetário deve levar a estudos laboratoriais específicos para plaquetas.[3]

O tempo de hemorragia é o teste de rastreio histórico para as perturbações plaquetárias, mas a baixa sensibilidade e especificidade em crianças limita a sua utilidade. O analisador de função plaquetária 100 (PFA-100) é um excelente procedimento de rastreio para a doença de von Willebrand e identificará a maioria dos doentes com perturbações plaquetárias qualitativas, mas pode ser insuficientemente sensível para diagnosticar defeitos de libertação do pool de armazenamento. [3]

O tempo de protrombina (TP) e o tempo de tromboplastina parcial activada (TTPa) são testes de rastreio da coagulação realizados com plasma citratado. O TP foi desenvolvido por Quick e colaboradores em 1935 e é uma medida dos factores extrínsecos e da via comum. O TP está prolongado nas deficiências de fibrinogénio, protrombina e factores V, VII ou X. Para além das deficiências congénitas de factores, as condições adquiridas como a coagulação intravascular disseminada (CID), a doença hepática, a deficiência de vitamina K e a utilização de varfarina também causam prolongamento do TP. O aPTT mede o sistema de contacto e as vias intrínseca e comum. O aPTT está prolongado nas deficiências de fibrinogénio, dos factores II, V, VIII, IX, X, XI, XII, da pré-calicreína e do cininogénio de elevado peso molecular. O aPTT pode estar prolongado na CIVD, na doença hepática, na deficiência de vitamina K e no uso de varfarina, mas em menor grau que o TP. [5]

O tempo de trombina (TT) é o teste de rastreio mais sensível para detetar a deficiência ou a disfunção do fibrinogénio. Os níveis de atividade dos factores de coagulação II a XII podem ser medidos utilizando plasma deficiente no fator a medir num tempo de ensaio baseado no TP ou no PTT ou através de ensaios imunológicos. A solubilidade de um coágulo de fibrina em ureia a 5 M é utilizada como teste de rastreio da deficiência do fator XIII, em que os resultados do TP, aPTT e TT serão todos normais. Os inibidores do fator VIII são quantificados utilizando o título de Bethesda.[5]

Os recém-nascidos têm níveis fisiologicamente reduzidos dos factores de coagulação dependentes da vitamina K, pelo que o TP/TPT será afetado em conformidade. Os intervalos normais de referência para o TP e PTT são mais alargados no recém-nascido, reflectindo uma deficiência relativa de vitamina K. Os níveis de protrombina e dos factores VII, IX e XI estão reduzidos em comparação com os valores no adulto, enquanto os níveis de fibrinogénio e dos factores V, VIII e XIII não estão reduzidos ao nascimento. Os níveis de vWf e de multímeros de alto peso molecular estão aumentados ao nascimento e nos primeiros 3 meses de vida. [5]

Os testes laboratoriais pré-operatórios do sistema hemostático são (a). tempo de hemorragia para determinar a função plaquetária (intervalo normal: 2-7 minutos), (b). tempo de tromboplastina parcial activada para avaliar a via intrínseca da coagulação (intervalo normal: 25 + 10 segundos) (c). rácio normalizado internacional para medir a via extrínseca (intervalo normal: 1,0) (d). contagem de plaquetas para quantificar a função plaquetária (intervalo normal: 150.000-450.000/pL). [39]

A malformação vascular cerebral (CVM) ocorre em quase 23% dos doentes com **Síndrome de Osler-Weber-Rendu**, frequentemente em idade jovem. Para evitar complicações debilitantes, utilizando opções de tratamento eficazes, como a microcirurgia, a emboloterapia, a radiação estereotáxica ou uma combinação destas, é útil o rastreio das CVM em doentes com HHT através de RM. As malformações arteriovenosas pulmonares (PAVMs) não apresentam frequentemente sintomas clínicos até ao desenvolvimento de complicações graves. A ecocardiografia transtorácica com contraste é, por conseguinte, um método de rastreio com uma sensibilidade elevada e a embolização é um método de tratamento seguro e eficaz Os sintomas causados por malformações vasculares hepáticas (MVH) também são pouco frequentes nestes doentes. A ecografia com Doppler tem um valor preditivo positivo próximo de 100% para as MVE em doentes com THH. [40]

As investigações para a **síndrome de Ehlers-Danlos** incluem a história familiar, história de nascimento, apresentações clínicas, exames físicos com avaliações da pontuação de Beighton para avaliar a hipermobilidade das articulações. Determinação da densidade mineral óssea do corpo total, que será determinada por absorciometria de raios X de dupla energia.[20] Os exames laboratoriais dos factores de coagulação, da agregação plaquetária e do tempo de hemorragia encontram-se geralmente dentro dos limites normais em doentes com doenças do tecido conjuntivo. O teste genético molecular para identificar mutações no COL3A1 está disponível para doentes com diagnóstico bioquimicamente confirmado de EDS vascular. [18]

As investigações para a **síndrome de Bernard Soulier** (BSS) incluem testes de rastreio simples que podem ser realizados com um analisador da função plaquetária, e os resultados mostraram tempos de fecho prolongados. Os estudos da função plaquetária demonstram ausência de agregação. A citometria de fluxo com anticorpos monoclonais específicos das plaquetas pode identificar a sua ausência na superfície das plaquetas. Por fim, podem ser efectuados testes moleculares para detetar os defeitos genéticos. [22]

As investigações da **doença de von Willebrand do tipo plaquetário (VWD) ou pseudo-VWD.** O recetor anormal, a glicoproteína Ib, apresenta uma afinidade aumentada pelo seu ligando, o fator de von Willebrand. A determinação do defeito genético molecular na família da pseudo-DVW é feita, inicialmente, através da sequência genómica que codifica a região de ligação do vWF da GP Iba. Esta porção do gene foi analisada por sequenciação de nucleótidos, tendo sido identificada uma mutação pontual heterozigótica nos genomas dos membros da família afectados pela doença. [41] A hemorragia mucocutânea com ausência de agregação plaquetária em resposta a todos os estímulos fisiológicos é patognomónica da trombose **de Glanzmann (GT)**, e a retração anormal do coágulo é raramente observada noutras doenças. Quando estes dois sinais estão associados a uma contagem e morfologia plaquetárias normais, o diagnóstico de GT é claro. A utilização do sistema PFA-100 pode substituir o tempo de hemorragia na GT. O PFA-100 mede o tempo de fecho quando o sangue é passado através de filtros à base de colagénio sob fluxo; o sangue de doentes com GT não consegue tapar o filtro. A deficiência de aIIbp3 plaquetária deve ser sempre confirmada em novos doentes, o que pode ser feito com anticorpos monoclonais e citometria de fluxo. A deteção de quantidades vestigiais de aIIb ou P3 intracelular nas plaquetas de um doente por western blotting pode dar pistas sobre a identidade do gene afetado, enquanto que a presença de pro-aIIb precursor não processado sugere um bloqueio na biossíntese de integrinas.

Apenas em grupos étnicos com elevada consanguinidade podem ser utilizados procedimentos que permitam o rastreio rápido de determinadas mutações. Os procedimentos de rastreio rápido incluem a análise enzimática de restrição específica do alelo (ASRA). O teste genético rápido e simples com reação em cadeia da polimerase - polimerismo conformacional de cadeia simples é agora possível em grupos nos quais a mutação foi identificada. Caso contrário, deve ser efectuada a sequenciação do gene para identificar a mutação responsável. [17]

No caso da **síndrome das plaquetas cinzentas,** as investigações, como o exame físico, podem ser efectuadas para avaliar a esplenomagalia. O esfregaço de sangue periférico mostra o aspeto cinzento dos grânulos de plaquetas. A avaliação dos megacariócitos e das plaquetas pode ser feita por microscopia eletrónica. A avaliação da medula óssea pode revelar mielofibrose.

No caso da **síndrome de Jacobsen,** o exame da medula óssea revela grânulos gigantes e dismegakaryopoiesis. O teste de deteção cromossómica pode ser efectuado quando mostra a deleção da parte distal de um cromossoma. [21,22]A tromboelastografia tem sido utilizada em estudos recentes como método de diagnóstico em

O teste de desordem plaquetária do Quebeque demonstra que há um aumento da lise de coágulos pré-formados em doentes com desordem plaquetária do Quebeque. Mas estes testes podem variar e não se observa um padrão uniforme. A avaliação direta das concentrações de proteínas plaquetárias por ELISA pode ser diagnóstica...[22]

Os doentes que sofrem da **síndrome de Hermanky-Pudlak** apresentam resultados variáveis no tempo de hemorragia e na análise da agregação plaquetária. O estudo da função plaquetária revela ausência de onda secundária de agregação com ADP e epinefrina, ausência de secreção de ATP com Lumiaggregometry. Está a ser desenvolvido um trabalho para proporcionar um teste mais eficiente e universal para a doença, utilizando a citometria de fluxo. [22]

Os estudos de agregação plaquetária podem ser úteis na avaliação inicial de uma criança com **síndroma de Chediak-Higashi (CHS).** O diagnóstico é confirmado pela demonstração de grânulos peroxidados positivos em diferentes linhas celulares, em particular nos leucócitos polimorfonucleares. O diagnóstico precoce da CHS foi demonstrado com amniocentese e amostragem de vilosidades crónicas e através de biopsias do couro cabeludo e amostras de sangue para avaliar a presença de lisossomas grandes na haste capilar e de neutrófilos. [22]

O diagnóstico da **síndrome de Griscelli é** feito, em primeiro lugar, através do exame do fio de cabelo por microscopia ótica, com a recente identificação dos genes GS e a deteção direta de portadores com base em mutações. A confirmação pode ser efectuada através da análise de mutações no ADN do doente. [28]

Um hemograma completo na **síndrome de Wiskott-Aldrich** mostra trombocitopenia grave. A análise do tamanho das plaquetas revela que estas são pequenas. A biopsia da medula óssea não revela a presença de um mecanismo central. A análise do gene responsável pela síndrome de Wiskott-Aldrich permite o diagnóstico pré-natal precoce através de uma biopsia de trofoblasto às 11 semanas de amenorreia. [29]

A investigação da **trombocitopenia congénita (TAR)** envolve a revisão do esfregaço de sangue periférico. Uma vez que os esfregaços de sangue estão universalmente disponíveis, o tamanho das plaquetas é frequentemente considerado. Dependendo da especificidade do achado e da disponibilidade de testes específicos, uma entidade suspeita pode então ser confirmada ou rejeitada por testes adicionais, ou seja, estudo funcional ou molecular, conforme necessário. Características de diagnóstico no esfregaço, como o tamanho anormal das plaquetas (pequenas, grandes ou gigantes); ausência de grânulos alfa plaquetários (plaquetas cinzentas); corpos semelhantes a Dohle (MYH9); ou microcitose. Falta de resposta plaquetária à trombocitopenia autoimune

Terapias AITP (púrpura trombocitopénica idiopática aguda) incluindo IVIG (imunoglobulinas intravenosas), IV anti-D, esteróides e esplenectomia e também tratamentos imunomoduladores, por exemplo, azatioprina, rituximab. [31]

Os achados hematológicos das doenças relacionadas com a **Anomalia de Hegglina de maio (AMH)** estão presentes à nascença e consistem em macrotrombocitopenia e inclusões leucocitárias. Estas inclusões, designadas por corpos tipo Dohle, são grandes agregados de miosina e aparecem como pequenas inclusões azuis claras perto da periferia do citoplasma quando observadas por microscopia ótica. A utilização de anticorpos contra a cadeia pesada de miosina não muscular IIA

(NMMHC-IIA) pode identificar aglomerados anormais de NMMHC-IIA, por oposição ao padrão de distribuição uniforme observado em indivíduos saudáveis. A contagem de plaquetas pode ser normal. A maioria dos doentes tem um volume plaquetário médio elevado, com até 40% das plaquetas maiores do que 8pm. O diagnóstico pode ser suspeitado com base na clínica e no esfregaço periférico, mas os resultados devem ser confirmados com a identificação de mutações no gene MYH9. A utilização da cromatografia líquida de alta eficiência desnaturante permitiu um rastreio rápido de variações no gene MYH9. [22]

As investigações da **trombocitopenia neonatal** incluem testes de rastreio iniciais, como a contagem diferencial, o tempo de protrombina, o fibrinogénio, a contagem de plaquetas e o tempo de tromboplastina parcial. Se houver suspeita de trombocitopenia alo-imune neonatal, é necessário colher sangue da mãe e do bebé para contagem e tipagem de plaquetas. [33]

As investigações da **afibrinogenemia congénita (FAC)** envolvem testes de rastreio como o tempo de coagulação, o tempo de protrombina, o tempo de tromboplastina parcial e o tempo de trombina, que são anormais. Também são efectuados testes de função plaquetária que são anormais.[34]

As investigações sanguíneas da **doença de von Will brand** envolvem o prolongamento do tempo de hemorragia e do tempo de coagulação. APTT prolongado e corrigido pelo plasma, mas não pelo soro. Tempo de protrombina normal, tempo de trombina, contagem de plaquetas. O ensaio do fator VIII está reduzido. O teste do torniquete pode ser positivo.[4] Em caso de suspeita, é necessário investigar o plasma sanguíneo de um doente para detetar deficiências quantitativas e qualitativas de vWF. Para tal, mede-se a quantidade de FvW num ensaio de antigénio do FvW e a funcionalidade do FvW com um ensaio de ligação à glicoproteína (GP)Ib, um ensaio de ligação ao colagénio ou um ensaio de atividade do cofator da ristocetina (RiCof) ou um ensaio de aglutinação plaquetária induzida por ristocetina (RIPA). Os níveis de fator VIII também são realizados porque o fator VIII está ligado ao vWF, que protege o fator VIII da degradação rápida no sangue. A deficiência de vWF pode, portanto, levar a uma redução dos níveis de fator VIII. Os níveis normais não excluem todas as formas de DvW, particularmente o tipo 2, que só pode ser revelado através da investigação da interação das plaquetas com o subendotélio sob fluxo (PAF), um estudo de coagulação altamente especializado que não é realizado por rotina na maioria dos laboratórios médicos. Um ensaio de agregação plaquetária mostrará uma resposta anormal à ristocetina com respostas normais aos outros agonistas utilizados. Um ensaio de função plaquetária (PF A) apresentará um tempo de fecho colagénio/adrenalina anormal e, na maioria dos casos (mas não em todos), um tempo colagénio/ADP normal. O tipo 2N só pode ser diagnosticado através da realização de um ensaio de "ligação ao fator VIII". [4]

As análises sanguíneas de rotina da **hemofilia** revelam um tempo de hemorragia normal, mas um tempo de coagulação prolongado. APTT prolongado, que pode ser corrigido com plasma fresco, mas não com soro. Apresenta um tempo de protrombina, um tempo de trombina e uma contagem de plaquetas normais. O teste de confirmação é o ensaio do fator VIII e IX.

A hemofilia A ou a hemofilia B graves são facilmente identificadas por um PTT acentuadamente prolongado até 2-3 vezes o limite superior do intervalo normal e pela ausência do fator VIII ou do fator IX. O diagnóstico de hemofilia A ou hemofilia B ligeira pode ser mais difícil, porque o recém-nascido tem um PTT ligeiramente prolongado devido a uma redução fisiológica dos factores dependentes da vitamina K, como o fator IX. Se houver suspeita de hemofilia, deve ser realizado um ensaio do fator IX, mesmo que o PTT seja normal. Na ausência de hemorragia clínica, as deficiências ligeiras só podem ser identificadas após testes repetidos nas semanas ou meses após o nascimento.[42] Na hemofilia A, o fator VIII está diminuído, enquanto que na hemofilia B, o fator IX está diminuído.[4] Os ensaios funcionais para o fator VIII e o fator IX são realizados utilizando amostras de plasma que não contêm o fator VIII ou o fator IX, respetivamente, por exemplo, plasma de hemofilia A ou de hemofilia B ou, em alternativa, normal, do qual o respetivo fator de coagulação é seletivamente removido por um anticorpo monoclonal. Os imunoensaios para o fator VIII e o fator IX são por vezes realizados para identificar proteínas disfuncionais ou disproteinemias. A maioria dos doentes com hemofilia A ligeira e moderada possui níveis de proteína do fator VIII que são detectáveis com um imunoensaio. Na hemofilia B, cerca de 50% dos pacientes terão níveis detectáveis ou até mesmo normais do antígeno do fator IX e, portanto, têm disproteinemias verdadeiras.[42] Embora a história familiar seja freqüentemente útil para determinar se um homem ou uma mulher está em risco de ter o gene da hemofilia, uma história negativa para hemofilia não exclui o diagnóstico, devido à alta taxa de mutação espontânea que afeta os genes FVIII e FIX. Se existirem antecedentes familiares de hemofilia A ou B e a mãe de um feto do sexo masculino for uma portadora conhecida ou possível, podem ser tomadas medidas para obter uma amostra de sangue do cordão umbilical na altura do parto. Uma vez que nem o FVIII nem o FIX atravessam a placenta, o diagnóstico pode ser efectuado à nascença. O diagnóstico da hemofilia também pode ser feito no período pré-natal a partir de uma amostragem das vilosidades coriónicas, que é feita, de forma ideal, às 10-12 semanas de gestação, enquanto a amniocentese é realizada, de preferência, após as 16 semanas de gestação. A utilização de polimorfismos de comprimento de fragmentos de restrição (RFLPs) pode ser informativa se a mutação que causa hemofilia na família for conhecida e se a análise direta do gene estiver disponível, a mutação específica pode ser procurada. Caso contrário, no caso de uma possível hemofilia A, deve procurar-se em primeiro lugar a mutação de inversão por Southern Blot, e só se esta não for encontrada é que o laboratório deve procurar outra mutação. Se o nível de FVIII da mulher é muito baixo, é razoavelmente certo que ela é portadora. A relação entre a atividade do FVIII e o antigénio do FVIII no plasma também pode ser determinada. Se a atividade do FVIII for consideravelmente menor do que o antigénio, isto indica que um dos genes do FVIII está a dirigir a produção de uma forma anormal de FVIII; ou seja, ela é portadora de hemofilia. A avaliação do genótipo, quer por métodos indirectos (utilizando RFLP's) quer por análise direta do gene, está disponível apenas em laboratórios altamente especializados, mas é um método mais preciso de deteção de portadores.[43] A avaliação laboratorial do doente com hemofilia inclui também a pesquisa de doenças transmissíveis por transfusão e das suas complicações secundárias, como a hepatite e a doença hepática.[42]

As investigações da **púrpura trombocitopénica imune (PTI)** mostram a contagem de plaquetas que será sempre < 100 000/mm3. Frequentemente < 20.000/mm3 em doentes com manifestações hemorrágicas generalizadas graves. Volume médio de plaquetas aumentado. (em equipamento de contagem automática). O esfregaço de sangue é normal, à exceção da trombocitopenia, sem evidência de anomalias nos glóbulos vermelhos ou nos glóbulos brancos. Em caso de infeção ativa, pode estar presente um aumento dos neutrófilos, linfócitos ou células mononucleares atípicas.[17]

Os testes de rastreio utilizados para a investigação da **doença hepática**, tais como PT, aPTT, TT, apresentam valores aumentados. O tempo de hemorragia, a contagem de plaquetas e os níveis de fibrinogénio são utilizados para monitorizar o estado hemostático em doentes com doença hepática. As anomalias adquiridas do fibrinogénio podem ser quantitativas ou qualitativas e podem estar associadas a um problema de hemorragia ou de trombose. Esta investigação é geralmente efectuada pelo método de Clauss ou pelo método cinético, em que se observa uma diminuição das quantidades de fibrinogénio na doença hepática. A deficiência adquirida de antitrombina ocorre na trombose aguda e na doença hepática, que é avaliada pelo método de titulação de retorno do substrato cromogénico.[44]

A investigação da **deficiência de vitamina K** envolve dois testes importantes. Os testes de coagulação sanguínea são (a) o tempo de protrombina (método de Quick), que é o teste mais útil e prático, (b) o tromboteste e (c) o ensaio para os factores de coagulação dependentes de VK II, VII, IX, X. Os testes directos que utilizam dois marcadores são a protrombina descarboxilada, a osteocalcina descarboxilada e a protrombina não carboxilada ou a protrombina descarboxilada por aglutinação em látex, o electroimunoensaio EIA, a eletroforese imune fechada CIE, o radioimunoensaio RIA, o ensaio imunoenzimático ELISA. O ensaio da vitamina K é efectuado por cromatografia líquida de alta eficiência com deteção fluorométrica.[37]

A investigação da **coagulação intravascular disseminada** não inclui a existência de um único teste laboratorial ou de uma combinação de testes que seja suficientemente sensível e específico para permitir um diagnóstico definitivo de CID. No entanto, na maioria dos casos, o diagnóstico pode ser efectuado de forma fiável tendo em consideração a doença subjacente e uma combinação de resultados laboratoriais. O reconhecimento do papel central desempenhado pela trombina no processo fisiopatológico da CIVD levou ao desenvolvimento de numerosos ensaios centrados na deteção da sua geração (por exemplo fragmento 1 + 2 da protrombina, complexos trombina-antitrombina), a sua ativação da proteína C e das vias fibrinolíticas (p. ex., proteína C activada e inibidor e complexos plasmina-antiplasmina), os consequentes produtos finais da sua atividade (p. ex., fibrinopeptídeo A, fibrina solúvel).

Na prática clínica, a doença pode ser diagnosticada com base nos seguintes achados: uma doença subjacente conhecida por estar associada à CIVD, uma contagem inicial de plaquetas inferior a 100 000 por mililitro cúbico ou um declínio rápido da contagem de plaquetas, prolongamento dos tempos de coagulação, como o TP e o TTPa, INR elevado, presença de produtos de degradação da fibrina no plasma e níveis baixos de inibidores da coagulação, como a antitrombina III. Deve ser enfatizado que, geralmente, testes de coagulação seriados são mais úteis do que resultados laboratoriais isolados no estabelecimento do diagnóstico de DIC. Recentemente, foi descrito um perfil de coagulação atípico, analisado por alterações da transmitância da luz no aPTT ou no PT.[38]

11. <u>GESTÃO DAS PERTURBAÇÕES HEMORRÁGICAS</u>

A prestação de cuidados aos doentes engloba uma vasta gama e variedade de desafios, um dos quais é a hemorragia clínica inesperada. A hemorragia clínica pode apresentar-se de duas formas: a primeira pode ocorrer durante a cirurgia; e a segunda pode manifestar-se vários dias após o procedimento. Em ambas as situações, o médico terá de tomar medidas imediatas para controlar a hemorragia e estabilizar o doente.[14] O conhecimento da meia-vida, do volume de distribuição, do estado do inibidor do paciente e do material de reposição apropriado é necessário para tomar decisões inteligentes no tratamento de episódios de hemorragia. [42]

A maior parte das hemorragias registadas é uma variação das hemorragias anatómicas e fisiológicas normais. Por conseguinte, os cuidados devem centrar-se na prevenção. A maioria dos episódios hemorrágicos pode ser controlada com medidas locais e transfusões de plaquetas.[22] O tratamento adequado da criança com uma doença hemorrágica depende da identificação atual do defeito hemostático. O princípio fundamental do tratamento na presença de hemorragia ativa ou de um desafio hemostático planeado é aumentar a concentração plasmática da proteína de coagulação deficiente para um nível hemostático mínimo. O tratamento do doente com uma doença hemorrágica visa a correção dos defeitos reversíveis, a prevenção de episódios hemorrágicos, o controlo imediato da hemorragia quando esta ocorre e o tratamento das sequelas da doença e da sua terapêutica. [45]

As modalidades de tratamento dos distúrbios plaquetários são determinadas pelo tipo de defeito. As trombocitopenias são tratadas principalmente de forma aguda com transfusões de plaquetas para manter o nível mínimo de 10.000 a 20.000/mm3 necessário para evitar hemorragias espontâneas. Os corticosteróides estão indicados para a PTI, sendo a titulação determinada pela gravidade dos sintomas hemorrágicos. A esplenectomia pode ser necessária na PTI crónica para evitar a produção de anticorpos antiplaquetários e o sequestro e remoção de plaquetas marcadas com anticorpos. A terapia de troca de plasma combinada com aspirina/dipiridamol ou corticosteróides reduziu recentemente a taxa de mortalidade dos doentes com PTI em relação à taxa anteriormente obtida com o tratamento com infusões de plasma fresco congelado (FFP). A trombocitopenia da síndrome de Wiskott-Aldrich pode ser tratada com transfusões de plaquetas, esplenectomia ou transplante de medula óssea.[15]

O tratamento de episódios hemorrágicos em doentes com o defeito plaquetário congénito qualitativo da trombastenia de Glanzmann não se justifica, normalmente, a não ser que a hemorragia ponha a vida em risco. A terapêutica tem incluído transfusões periódicas aleatórias de plaquetas. Podem ser necessárias plaquetas compatíveis com o antigénio leucocitário humano (HLA) após o desenvolvimento de anticorpos, para reduzir o número de transfusões de plaquetas necessárias para a hemostase. Na ausência de plaquetas satisfatoriamente compatíveis, o volume de sangue e os constituintes podem ser mantidos com produtos sanguíneos de baixa antigenicidade. A plasmaférese para remover os isoanticorpos circulantes é mantida em reserva para casos de trombastenia grave e hemorragia potencialmente fatal. [15]

Síndrome de Osler-Weber-Rendu

Nesta síndrome, 80% dos doentes desenvolvem telangiectasia do trato gastrointestinal e cerca de um quarto desenvolve hemorragia gastrointestinal significativa. Na maioria dos casos, a terapia hormonal, os anti-fibrinolíticos e a cirurgia endoscópica são opções de tratamento comuns para a hemorragia gastrointestinal recorrente. [40]

Síndrome de Ehlers-Danlos

Os progressos no tratamento da SDE têm sido lentos, uma vez que não existe um tratamento específico. O ácido tranexâmico no pós-operatório tem sido utilizado para reduzir os episódios de hemorragia. Há relatos de melhorias no tempo de hemorragia em doentes tratados com vasopressina deamino-8-D-arginina (DDAVP). No caso do tipo vascular da SED, as medidas profilácticas são também de especial importância, incluindo evitar desportos de contacto ou exercícios isométricos. Aconselha-se também a não utilização de medicamentos que interfiram com a função plaquetária. [18]

Síndrome de Bernard Soulier (BSS)

O tratamento específico dos episódios hemorrágicos inclui os agentes antifibrinolíticos, como o ácido épsilon aminocapróico (Amicar) ou o ácido tranexâmico (Cyklokapron), que podem ser úteis para a hemorragia das mucosas. Para cirurgia ou hemorragia com risco de vida, a transfusão de plaquetas é a única terapia disponível. As transfusões de plaquetas devem ser reservadas para cirurgias ou hemorragias potencialmente fatais. O doente pode desenvolver anticorpos antiplaquetários devido às glicoproteínas Ib/IX/V, que estão presentes nas plaquetas transfundidas mas ausentes nas plaquetas do próprio doente. O DDAVP pode ser útil em episódios hemorrágicos ligeiros. [22]

Doença de von Willebrand do tipo plaquetário (VWD) ou pseudo-VWD.

Os doentes com pseudo-DPV necessitam de transfusões de plaquetas para tratar hemorragias devido à sua anomalia plaquetária inerente e à trombocitopenia. A utilização de concentrados de VWF/fator VIII, desmopressina e crioprecipitado na pseudo-DPV continua a ser controversa, tendo sido notificado um aumento da trombocitopenia com estes produtos. No entanto, a correção parcial dos níveis plasmáticos de VWF tem sido eficaz em alguns doentes e sugere-se atualmente uma abordagem individualizada tanto para o tratamento como para a profilaxia da pseudo-DVW. [41]

Trombose de Glanzmann (GT)

A maioria dos doentes com GT recebe transfusões de sangue. As hemorragias locais podem ser tratadas com medidas locais, tais como selantes de fibrina. A epistaxe e a hemorragia gengival são controladas com sucesso na maioria dos doentes através de tamponamento nasal ou da aplicação de espuma de gel embebida em trombina tópica. Os cuidados dentários regulares são essenciais para prevenir a hemorragia gengival. No caso de extracções dentárias ou de hemorragias que acompanham a perda de dentes decíduos, a hemostase pode ser significativamente melhorada através da aplicação de talas de plástico preparadas individualmente que proporcionam suporte físico para a hemostase.

Raramente, em alguns pacientes, a condição tem sido considerada suficientemente grave para que seja realizado um transplante alogénico de medula óssea. No primeiro relato, os dadores eram irmãos e o transplante foi bem sucedido. [26]

perturbações dos grânulos

A natureza rara destas doenças (**síndrome das plaquetas cinzentas, Paris- A síndrome de Trousseau ou Jacobsen e a síndrome plaquetária do Quebeque**) significam que existem poucas provas nas quais se possa basear o tratamento do problema hemorrágico. Em geral, devem ser tratadas como outras perturbações hemorrágicas ligeiras, com exceção da síndrome plaquetária do Quebeque, que não responde às transfusões de plaquetas. Estudos recentes apoiam a utilização de inibidores fibrinolíticos para controlar a hemorragia na síndrome plaquetária do Quebec. [14]

Síndrome de Hermanky-Pudlak (HPS)

Um dos maiores grupos estudados são os portadores de HPS, tendo sido registadas respostas variáveis. Embora a maioria dos estudos de DDAVP em HPS tenha utilizado o tempo de hemorragia como ponto final primário, a relevância clínica do tempo de hemorragia pode não estar correlacionada com estudos in vivo, como os testes de agregação plaquetária. [22]

Síndrome de Chediak-Higashi (CHS)

Para que a terapia da medula óssea se torne o tratamento de primeira linha, os benefícios do transplante têm de se sobrepor aos riscos da doença, o que é claramente o caso das doenças hemorrágicas congénitas que são as CHS. Nestes casos, não é tanto o risco de hemorragia que torna o transplante uma opção curativa favorável, mas sim a redução das sequelas a longo prazo relacionadas com a doença, como a falência de múltiplos órgãos que se verifica na CHS. Os resultados obtidos em doentes com CHS também ilustram a importância da seleção do dador no resultado. A sobrevivência melhorou consideravelmente quando foi utilizado um irmão compatível e, no seguimento, nenhum dos doentes que receberam um transplante bem sucedido registou recorrência da doença. [22]

Síndrome de Wiskott-Aldrich

As crianças com SWA devem ser seguidas num centro pediátrico especializado em imunologia e hematologia. O tratamento consiste no tratamento e prevenção de infecções. Quando a trombocitopenia é muito grave, a esplenectomia pode ser benéfica. Só o transplante de medula óssea pode curar esta patologia. O seu sucesso depende da disponibilidade de um dador HLA idêntico. Um bom controlo das infecções pode diminuir consideravelmente o risco de a doença evoluir para o desenvolvimento de linfomas ou tumores. [29]

A utilização da terapia genética para doenças como a imunodeficiência combinada grave aumentou a sensibilização para a sua utilização nas doenças plaquetárias congénitas. A maior parte da atenção neste domínio tem sido dada à WAS. [22]

Síndrome de Griscelli

O prognóstico de sobrevivência a longo prazo dos doentes com GS é relativamente mau. A quimioterapia ou, mais recentemente, as globulinas antitimócitos e a ciclosporina A têm conseguido remissões e a utilização de injecções intraletais de metotrexato ajudam transitoriamente a tratar o envolvimento neurocerebral. O transplante alogénico de medula óssea continua a ser o tratamento curativo desta doença. [28]

Trombocitopenia congénita (TPC)

O tratamento de doentes com trombocitopenia congénita não está bem definido. Não existe uma abordagem uniforme para o tratamento de doentes com PTC que estão a sangrar ou que vão ser submetidos a cirurgia. Os agentes disponíveis incluem DDAVP, antifibrinolíticos como o Amicar (ácido épsilon-aminocapróico), especialmente para hemorragias da boca ou do nariz. A terapia hormonal e a transfusão de plaquetas são outras opções de tratamento. [31]

Anomalia de Hegglin de maio (MHA)

Em muitos casos, a AMH não requer tratamento. No entanto, em casos extremos, podem ser necessárias transfusões de plaquetas. O protocolo padrão consiste em administrar desmopressina (DDAVP) 0,3 mg/kg de peso corporal antes da cirurgia e 24 horas depois, e combiná-la com ácido tranexâmico 0,5 g por via oral 3 vezes por dia durante 5 dias após a cirurgia (aplicação local por enxaguamento bucal após extração dentária). Quando as contagens de plaquetas de indivíduos com doenças MYH9 são monitorizadas (por exemplo, antes e durante as intervenções), é importante utilizar sempre a mesma máquina de contagem, uma vez que máquinas diferentes apresentam taxas de erro diferentes com plaquetas gigantes, e uma grande diminuição inesperada nas contagens de plaquetas pode simplesmente resultar da utilização de outra máquina. Foi tentada uma intervenção neurocirúrgica num indivíduo com MHA com administração de DDAVP sem complicações hemorrágicas. A artroplastia da anca também foi realizada num indivíduo com doença relacionada com a MYH9 sem hemorragia anormal. [46]

Trombocitopenia neonatal

A reposição dos factores de coagulação é frequentemente necessária. Se se tratar de uma hemorragia grave, com risco de vida, manter um volume de sangue circulante adequado. Enviar sangue para estudos de coagulação. Se o defeito de coagulação não for conhecido, considerar a administração de vitamina K 1 mg IV lentamente ao longo de 1 minuto (a infusão rápida de vitamina K pode causar disritmias cardíacas), plasma fresco congelado 10 ml/kg ao longo de 5-10 minutos, plaquetas 1 unidade e criopreciptado 1 unidade. [33]

Afibrinogenemia congénita (CAF)

Os episódios hemorrágicos agudos podem ser tratados com plasma fresco congelado, crioprecipitado ou concentrado de fibrinogénio. Cada saco de crioprecipitado contém 225 a 250 mg de fibrinogénio e a terapêutica com 100 mg/kg de fibrinogénio proporciona um nível plasmático hemostático. A meia-vida do fibrinogénio é de 3-5 dias e não são necessárias infusões frequentes. Com a infusão única de plasma fresco congelado 20 ml/kg, a hemostase pode ser alcançada com o retorno do TP e do TTPA ao normal. [34]

Doença de von Will brand

A terapêutica de substituição, utilizando um concentrado de VWF, está indicada em caso de hemorragias graves ou cirurgias de grande porte em doentes com VWD dos tipos 2 e 3, bem como em doentes com VWD do tipo I que não respondam à desmopressina ou que necessitem de uma terapêutica prolongada, ou nos casos em que a desmopressina esteja contra-indicada. A dose e a duração da terapêutica dependem do desafio hemostático e da duração prevista para a hemostase e cicatrização da ferida. As grandes cirurgias requerem hemostase durante 7 a 14 dias, enquanto as pequenas cirurgias podem ser tratadas adequadamente em 1 a 5 dias. [35]

Os doentes com doença de von Willebrand devem ser submetidos a subtipagem para determinar a terapêutica ideal. O DDAVP pode ser utilizado para obter hemostase na doença de von Willebrand de tipo I. A doença de von Willebrand de tipo I é uma deficiência quantitativa de VWF com todos os multímeros presentes. Quando o DDAVP é utilizado, deve ser administrada uma dose de teste para documentar uma resposta adequada. No caso de doentes com subtipos menos comuns de doença de von Willebrand, doentes que não respondem ao DDAVP ou para os quais este é inadequado, ou eventos hemorrágicos para os quais o DDAVP não deve ser utilizado, podem ser necessárias outras modalidades terapêuticas e as intervenções devem ser discutidas com um especialista em hemofilia centro.[8]

12. <u>HAEMOFILIA</u>

<u>Historial do tratamento da hemofilia</u> [36]

<u>Década</u>	<u>Marcos históricos</u>
1840s	-Primeira transfusão administrada
1940s	-Terapia de transfusão estabelecida
1950s	-plasma fresco congelado; concentrados de factores precoces
1960s	-Crioprecipitado
1970s	-Intermédio - purificar concentrados de factores; DDAVP
1980s	-Anticorpo monoclonal - fator de pureza purificado e elevado Concentrados de VIII; inativação viral eficaz
1990s	-Concentrados de fator IX de elevada pureza; recombinante Terapia com Fator VIII e IX
2000s	-Produtos recombinantes melhorados ; terapia de adição de

A base do tratamento da hemofilia é a substituição do fator de coagulação deficiente, através da utilização de um concentrado purificado feito a partir de um pool de plasma ou de um fator produzido através de tecnologia recombinante. No passado, o sangue total, o plasma ou o crioprecipitado eram utilizados para a terapia de reposição. Os concentrados de fator são vantajosos porque são geralmente acessíveis, fáceis de manusear e armazenar, e viralmente inactivados, e conduzem a resultados hemostáticos mais consistentes. A dosagem, a frequência de administração e a duração da terapêutica dependem do nível de atividade necessário, da semi-vida do procoagulante e da localização e gravidade do episódio hemorrágico. A meia-vida do fator VIII é de aproximadamente 12 horas, enquanto a do fator IX é de aproximadamente 24 horas. [8]

Hemofilia A

Concentrados de factores de coagulação

O concentrado de fator VIII é utilizado para o tratamento da hemofilia A. Os frascos de concentrado de fator são rotulados com o número de unidades de atividade contidas, em que 1 U é a quantidade de atividade do procoagulante presente em 1 ml de plasma normal.[8]

Nos doentes com hemofilia grave ou moderada, devem ser utilizados concentrados de factores de coagulação. Os concentrados preparados comercialmente substituíram o plasma e o crioprecipitado como tratamento de eleição em muitas partes do mundo, uma vez que são produzidos por tecnologia recombinante ou, se derivados do plasma, são sujeitos a processos de atenuação e remoção de vírus, sendo por isso considerados mais seguros. Existem atualmente dois concentrados de FVIII recombinante disponíveis, que foram submetidos a extensos ensaios clínicos em pessoas com hemofilia desde há muitos anos. A principal vantagem do r FVIII parece ser a segurança viral.[43]

Desmopressina

Nas crianças e adolescentes com hemofilia A ligeira, os episódios hemorrágicos podem frequentemente ser controlados com o agente sintético desmopressina (DDAVP; 1-deamino-8-D-arginina vasopressina). A dose IV recomendada é de 0,3 microgramas por kg de peso corporal (dose máxima de 20 microgramas). Se necessário, a dose pode ser repetida a cada 12-24 horas. No entanto, é de notar que muitas pessoas com hemofilia A ligeira apresentam taquifilaxia (diminuição da resposta) quando são administradas doses repetidas a intervalos frequentes. Os efeitos secundários da desmopressina limitam-se geralmente ao rubor facial e ao calor facial. Os pais de crianças que são mandadas para casa após uma ou duas doses de desmopressina devem ser aconselhados a restringir a ingestão de líquidos da criança durante pelo menos 12 horas, uma vez que o medicamento é um potente agente antidiurético e existe um ligeiro risco de hiponatremia, intoxicação por água e convulsões. Assim, a desmopressina não é recomendada para crianças com menos de 2 anos de idade, uma vez que tem uma maior tendência para problemas de equilíbrio de fluidos em crianças muito pequenas e idosos.[43]

Hemofilia B

Não existe um equivalente sintético da desmopressina para as pessoas com hemofilia B; assim, os concentrados de fator de coagulação devem ser utilizados para tratar ou prevenir hemorragias. Os concentrados de FIX dividem-se em três classes: a) concentrados derivados do plasma de pureza baixa/intermédia, b) concentrados de FIX de coagulação derivados do plasma de elevada pureza e c) fator IX recombinante (rFIX) [43]

A hemofilia com deficiência de fator IX é tratada com concentrado de fator IX de coagulação purificado (monoclonal e recombinante). No passado, eram utilizados produtos menos puros na classe do concentrado de complexo protrombínico (PCC). Os PCC continham vários outros factores de coagulação, para além do fator IX. Os indivíduos que necessitam de doses elevadas ou de infusões repetidas de PCC correm o risco de desenvolver coagulação intravascular disseminada e trombose. O nível necessário para a hemostase é o mesmo para o fator IX e para o fator VIII (40%). No entanto, o número de unidades necessárias para atingir esse nível é diferente porque o volume de distribuição do fator IX derivado do plasma (1,0) é superior ao do fator VIII (0,5). O volume de distribuição do fator IX recombinante é superior ao do fator IX derivado do plasma.[8]

Púrpura trombocitopénica imune (PTI)

A terapia com esteróides, um curso de prednisona, melhora a resistência capilar e, por conseguinte, melhora a economia plaquetária e inibe a produção de anticorpos plaquetários. A gamaglobulina intravenosa (IVGG) em doses elevadas está indicada na PTI aguda. Em caso de petéquias extensas, púrpura, equimoses e hemorragia das mucosas, deve ser administrada uma combinação de esteróides e GIGV. As transfusões de plaquetas estão indicadas quando há sinais neurológicos activos sugestivos de hemorragia intracraniana. A esplenectomia está indicada em caso de PTI aguda grave com hemorragia que não responde ao tratamento médico. Para a pequena proporção de crianças com trombocitopenia grave e sintomas hemorrágicos após prednisona, IVGG e esplenectomia, pode tentar-se a supressão imunológica com azatioprina, 6-mercaptopurina, ciclofamida ou vincristina. [17]

Doença hepática

Os doentes com hemorragia clínica podem beneficiar temporariamente da substituição das proteínas da coagulação por plasma fresco congelado, crioprecipitado e transfusão de troca. No entanto, sem recuperação da função hepática, a terapêutica de substituição é inútil. A vitamina K deve ser administrada a bebés com suspeita de doença hepática colestática. Os concentrados de complexos protrombínicos (PCC) contendo FI, FVII, FIX e FX devem, em geral, ser evitados em recém-nascidos devido ao elevado risco de transmissão de hepatite e ao risco de doença trombótica.[45]

Deficiência de vitamina K

A doença hemorrágica do recém-nascido deve ser tratada com vitamina K 12 mg iv diariamente durante 1-3 dias, FFP 10 ml/kg/dose em caso de hemorragia grave, transfusão de PRC em caso de anemia moderada a grave. Tratar a hemorragia intracraniana com anticonvulsivante, dexametasona iv, punção subdural diária até não ser possível obter líquido, punção lombar quando os sintomas neurológicos melhorarem. Acompanhar as complicações neurológicas e estimular precocemente a deficiência neurológica. [37]

Coagulação intravascular disseminada

As modalidades de tratamento variam consoante os sintomas apresentados pelo doente. A heparina deve ser utilizada com cuidado e administrada em doses baixas. Se for administrada, é administrada através de infusão IV contínua a 300-500 unidades por hora. Se o doente começar a sangrar, a heparina deve ser imediatamente interrompida e devem ser instituídas outras medidas de cuidados de suporte (por exemplo, plasma fresco congelado [FFP] e/ou plaquetas). Os doentes com

DIC que apresentem um nível diminuído de plaquetas e factores de coagulação podem estar em risco de hemorragia grave, quando submetidos a um procedimento cirúrgico invasivo. Estes doentes beneficiarão obviamente da infusão de concentrado de plaquetas e plasma. Além disso, estes doentes beneficiarão da administração de vitamina K, uma vez que apresentam uma deficiência desta vitamina. A utilização de antitrombina III pode ser considerada como parte do tratamento global do doente com DIC. [47]

13. <u>GESTÃO DENTÁRIA</u>

Os doentes com doenças hemorrágicas hereditárias apresentam um risco particular no que diz respeito ao tratamento dentário. É imperativo que estes doentes sejam tratados de forma segura e adequada para evitar o risco desnecessário de hemorragia.[48] Os dentistas devem estar conscientes do impacto das doenças hemorrágicas no tratamento dos seus doentes. Por conseguinte, é necessária uma avaliação dentária e médica adequada dos doentes antes do tratamento, especialmente se estiver planeado um procedimento dentário invasivo. [39]

A identificação do doente dentário com ou em risco de ter um distúrbio hemorrágico começa com uma análise minuciosa da história clínica. O relato do paciente de uma história familiar de problemas hemorrágicos pode ajudar a identificar distúrbios hereditários da hemostase. O historial de hemorragia do doente após procedimentos cirúrgicos, incluindo extracções dentárias, pode ajudar a identificar um risco.[15] Um episódio hemorrágico clinicamente significativo é aquele que (a) Continua para além de 12 horas, (b) Leva o doente a telefonar ou a regressar ao dentista ou a procurar tratamento médico ou cuidados de emergência, (c) Resulta no desenvolvimento de hematoma ou equimose nos tecidos moles ou (d) Requer suporte de produtos sanguíneos. [39]

É importante inquirir o doente sobre a utilização atual de medicamentos. É essencial identificar os medicamentos com efeito hemostático, como os anticoagulantes cumarínicos, a heparina, a aspirina, os AINE e a quimioterapia citotóxica. As drogas de abuso, como o álcool ou a heroína, também podem causar hemorragias excessivas ao provocarem lesões hepáticas que resultam numa produção alterada de factores de coagulação. O consumo ilícito de drogas injectáveis acarreta um risco acrescido de transmissão de agentes patogénicos virais que podem levar a hepatites virais e a alterações da função hepática. [39]

As condições médicas activas, incluindo hepatite ou cirrose, doença renal, neoplasia hematológica e trombocitopenia, podem predispor a problemas de hemorragia/ [Burkit)] Os doentes com doença hepática podem apresentar iterícia, nevos de aranha, ascite e outros sinais de função hepática comprometida. Um doente cardíaco pode apresentar taquicardia ou hipertensão, o que pode dificultar a obtenção de hemostase. [39]

Um exame geral do doente pode indicar uma tendência para sangrar. Púrpuras múltiplas da pele, feridas hemorrágicas, hematomas evidentes ou articulações inchadas podem ser evidentes em doentes com defeitos hemorrágicos graves.[39]

Embora a maioria dos doentes com perturbações hemorrágicas subjacentes de gravidade ligeira a moderada possa não apresentar sintomas, estes são comuns quando a doença é grave. Os sintomas de diáteses hemorrágicas relatados pelos doentes podem incluir epistaxes frequentes, hemorragia espontânea da gengiva ou da mucosa oral, hematomas fáceis e hemorragia prolongada de cortes superficiais, fluxo menstrual excessivo e hematúria. [15]

Para tratar os doentes com sucesso, devem existir ligações e percursos bem definidos entre os dentistas e os hematologistas.[48] A consulta com o médico de cuidados primários e um hematologista é considerada necessária, e serão propostas recomendações adequadas pelos prestadores de cuidados de saúde médicos relativamente ao tratamento dentário destes doentes. A natureza e a gravidade de uma doença hemorrágica adquirida e o grau de procedimentos dentários invasivos determinam a necessidade de tratamento num centro de tratamento especializado. Nestes casos, o hematologista irá sugerir o regime farmacológico adequado a ser administrado profilaticamente de modo a obter hemostase. [14] Se o procedimento for pouco invasivo e o doente tiver um distúrbio hemorrágico ligeiro, apenas será necessária uma ligeira ou nenhuma modificação. Em doentes com distúrbios hemorrágicos graves, o objetivo é minimizar o desafio para o doente, restaurando o sistema hemostático para níveis aceitáveis e mantendo a hemostase através de métodos locais e adjuvantes.[39] Para as coagulopatias reversíveis (por exemplo, anticoagulação cumarínica), pode ser melhor remover o agente causador ou tratar a doença ou defeito primário para permitir que o doente volte a ter um risco de hemorragia controlável durante o período de tratamento dentário. No caso de coagulopatias irreversíveis, o elemento em falta ou defeituoso pode ter de ser substituído por uma fonte exógena para permitir o controlo da hemorragia.[15]

Prevenção

Todos os doentes com doenças hemorrágicas hereditárias devem ter um plano de prevenção abrangente. Todas as intervenções e recomendações devem basear-se em planos preventivos baseados em provas e em tratamentos de qualidade para garantir que os doentes têm uma necessidade mínima de tratamento.[48] Uma higiene dentária meticulosa com limpeza regular dos dentes, controlo hormonal da hemorragia menstrual e planos de tratamento pré-cirúrgico devem fazer parte dos cuidados abrangentes. [22]

A prevenção de problemas dentários é uma componente essencial dos cuidados orais. Um regime bem sucedido reduzirá a necessidade de tratamento e deverá reduzir o número de visitas de emergência.

A prevenção dentária depende de uma série de factores diferentes.

(A) Escovar duas vezes por dia com uma pasta dentífrica com flúor.

(a) Pasta dentífrica com 1000 ppm de flúor para crianças com menos de 7 anos de idade.

(b) Pasta de dentes com flúor a 1400 ppm para pessoas com mais de 7 anos de idade. A utilização de pasta dentífrica com flúor depende da concentração de flúor na água de abastecimento, bem como da utilização de suplementos adicionais de flúor. Não deve ser utilizada se forem tomados suplementos de flúor ou se a água de abastecimento tiver um teor de flúor de 1 ppm ou mais.

(B) A escova de dentes deve ter cerdas de textura média, porque as cerdas duras podem causar abrasão nos dentes e as cerdas macias são inadequadas para remover a placa bacteriana.

(C) Os auxiliares de limpeza interdentária, como o fio dentário, a fita adesiva e as escovas interdentárias, devem ser utilizados para prevenir a formação de cáries dentárias e a doença periodontal.

(D) Os suplementos de flúor podem ser utilizados, mas não são recomendados se a água de abastecimento tiver um teor de flúor de 1 ppm ou mais. Os suplementos incluem gotas de flúor, comprimidos de flúor, aplicação tópica de flúor utilizando moldeiras, bochechos com flúor que podem ser utilizados diariamente ou semanalmente.

(E) O consumo de alimentos e bebidas com elevado teor de açúcar ou ácido deve ser limitado às refeições. Três exposições por dia é o máximo recomendado. O objetivo é garantir que a ingestão de alimentos e bebidas não faz com que o pH da cavidade oral desça abaixo do nível crítico de pH 5,5. Os edulcorantes artificiais podem ser utilizados como alternativa aos açúcares nos alimentos e bebidas. São exemplos o aspartame, o sorbitol, o acesulfamato, etc.

(F) As consultas dentárias regulares, normalmente de 6 em 6 meses, ajudam a identificar problemas precocemente, reforçam a prevenção e realçam a importância de reduzir a ingestão de alimentos e bebidas que contenham níveis elevados de açúcar ou ácido.

(G) É essencial evitar danos acidentais na mucosa oral quando se efectua qualquer procedimento na boca. As lesões podem ser evitadas através de: Uso cuidadoso de ejetores de saliva; Remoção cuidadosa de impressões; Cuidado na colocação de filmes de raios X, particularmente na região sublingual; Proteção dos tecidos moles durante o tratamento restaurador, usando um dique de borracha ou aplicando parafina mole amarela. [14]

Precauções pré-operatórias

Os doentes com distúrbios hemorrágicos, adequadamente preparados no pré-operatório, são geralmente tão capazes de suportar os cuidados dentários como os indivíduos não afectados A gestão pré-operatória dos doentes começa com uma história médica centrada na história hemorrágica anterior do doente e nas condições médicas associadas à hemorragia.

O protocolo de tratamento para doentes com determinadas doenças, como insuficiência hepática ou renal, ou que estejam a tomar medicamentos anticoagulantes, aspirina, medicamentos antiplaquetários e/ou anti-inflamatórios não esteróides pode ter de ser modificado para minimizar o risco de hemorragia intra e pós-operatória. Os doentes com diagnóstico de insuficiência renal crónica devem ser tratados no dia seguinte à diálise, quando a heparina tiver sido eliminada do sistema e o doente tiver recuperado as forças após o processo de diálise. Os doentes com falta de vitamina K, devido à síndrome de má absorção, devem receber um suplemento de vitamina K antes da consulta dentária para restaurar a função hepática e a síntese dos factores de coagulação. Se o doente tiver insuficiência hepática, o tratamento dentário do doente deve envolver a transfusão de plaquetas em ambiente hospitalar. A gestão de doentes sob terapêutica anticoagulante tem sido controversa. O tratamento anticoagulante está indicado nas seguintes condições médicas: trombose venosa profunda, embolia pulmonar, fibrilhação auricular, prótese mecânica de válvula cardíaca, doença cardíaca valvular, acidente vascular cerebral, ataques isquémicos transitórios e enfarte do miocárdio. Os medicamentos anticoagulantes reduzem o risco de embolia e aumentam a probabilidade de hemorragia durante e após o procedimento dentário. Deve ser efectuada uma avaliação detalhada do risco em cada doente e a possibilidade de situações de risco de vida deve ser seriamente considerada antes de o médico dentista sugerir a interrupção da terapêutica anticoagulante. Os cuidados pré-operatórios de doentes sob terapêutica anticoagulante com cumarina envolvem a continuação, redução ou retirada da medicação. A decisão deve basear-se no valor do rácio normalizado internacional, na invasividade e extensão do procedimento dentário, nas doenças e medicamentos actuais. O rácio normalizado internacional é um componente fundamental no tratamento dentário destes doentes. Quando o rácio normalizado internacional é <3,5, podem ser realizados procedimentos cirúrgicos periodontais nestes doentes num consultório dentário. Quando o rácio normalizado internacional é >3,5, o regime de anticoagulação tem de ser ajustado. O profissional de saúde dentária deve consultar o profissional de saúde médica e descrever, em pormenor, o procedimento periodontal e o risco de hemorragia. O profissional de medicina dentária pode decidir se a modificação do regime anticoagulante colocará o doente em risco de um evento tromboembólico. Uma abordagem segura implica a redução da dose de cumarina 2-3 dias antes do procedimento e a repetição do teste do rácio normalizado internacional na manhã do procedimento para garantir que o valor é <4. [14]

Os níveis terapêuticos do rácio normalizado internacional para a maioria das condições médicas variam entre 2,5 e 3,5. Os valores do rácio normalizado internacional podem estar aumentados devido à utilização de medicamentos que aumentam o efeito da cumarina, a uma dieta rica em vitamina K e/ou a razões de conformidade. Os valores do rácio normalizado internacional podem ser normalizados para 3,5 através de pequenos ajustes que envolvam a redução, mas não a descontinuação, da cumarina. A suspensão total da cumarina não é recomendada devido ao efeito trombótico de ricochete observado especialmente em doentes com válvulas cardíacas protésicas quando a ingestão de cumarina é reiniciada. São necessários até 4 dias para que os valores do rácio normalizado internacional regressem ao normal. Por conseguinte, a redução do valor do rácio normalizado internacional pode aumentar o risco de trombose em doentes com outras doenças concomitantes, como doenças hepáticas e renais, e em doentes com um consumo elevado de álcool. Nestes doentes, os procedimentos cirúrgicos extensos e invasivos devem ser realizados em ambiente hospitalar e deve ser administrada heparina não fraccionada intravenosa como substituto da cumarina. A heparina não fraccionada pode ser interrompida 4-6 horas antes do procedimento cirúrgico, minimizando assim substancialmente o tempo em que o doente está sob um nível subóptimo de anticoagulação e reduzindo subsequentemente o risco de um evento tromboembólico. O tratamento anticoagulante é retomado 12-18 horas após o procedimento dentário. A heparina fraccionada ou de baixo peso molecular pode constituir um substituto alternativo da cumarina, sem que o doente tenha de ser internado no hospital. A administração subcutânea de heparina de baixo peso molecular oferece a vantagem de ajustar convenientemente o regime de anticoagulação no local de tratamento. [14]

Os doentes que tomam aspirina devem suspender a medicação pelo menos 3 dias, e até 7 dias, antes da intervenção cirúrgica. No entanto, é obrigatória a consulta do médico. No que respeita a outros medicamentos antiplaquetários, como os inibidores da ADP e os inibidores da GP IIb-IIIa, a interrupção da medicação 7 dias antes do procedimento dá tempo suficiente para que o nível de plaquetas funcionais circulantes seja restaurado. Os doentes que estejam a tomar outros medicamentos antiplaquetários, como o dipiridamol ou anti-inflamatórios não esteróides, e que apresentem um potencial hemorrágico, devem consultar o seu médico. Os doentes com doenças hemorrágicas congénitas diagnosticadas devem consultar o seu hematologista antes de qualquer tratamento. Os protocolos de gestão dentária propostos para estes doentes são individualizados e baseados num plano muito específico concebido pelo profissional de cuidados dentários e pelo hematologista. Os principais componentes levados em consideração são a gravidade do distúrbio hemorrágico, o tipo de procedimento odontológico e o potencial de sangramento associado. Para minimizar o risco para o paciente, um profissional de cuidados dentários deve estar familiarizado com a patologia dos distúrbios hemorrágicos hereditários, e os procedimentos dentários recomendados a serem realizados num paciente de alto risco devem ser efectuados numa instalação em que estejam disponíveis todos os equipamentos e produtos biológicos necessários.[14]

Medidas intra-operatórias

As medidas intra-operatórias incluem uma série de medidas sistémicas e locais administradas antes ou durante o procedimento para evitar uma improvável diátese hemorrágica. Os doentes com doenças hemorrágicas hereditárias requerem uma cobertura hematológica sistémica específica para que o profissional de medicina dentária possa prestar os cuidados dentários necessários. Cada caso é único e a gravidade da doença hemorrágica determina a necessidade de cobertura profiláctica sistémica em conjunto com as medidas hemostáticas locais. A deficiência hemostática nestes doentes pode ser corrigida por medidas sistémicas e locais. Assim, a cobertura deve ser determinada após consulta com um hematologista. As perturbações plaquetárias hereditárias, que conduzem a hemorragias ou a um risco acrescido de hemorragias, são tratadas sistemicamente com transfusões de plaquetas. Os doentes com trombocitopenia moderada e grave, em que a contagem de plaquetas varia entre 50.000 e 100.000/pl e entre 25.000 e 50.000/pl, respetivamente, são candidatos a hemorragias extensas e prolongadas e necessitam definitivamente de transfusão de plaquetas.[14]

As coagulopatias hereditárias são tratadas sistemicamente com substituição de factores de coagulação. A infusão intravenosa do fator de coagulação deficiente, ou em falta, começa 1 hora antes do procedimento, de modo a atingir um nível 30% acima da concentração plasmática normal deste fator específico. O nível tem de ser mais elevado e atingir 50% da quantidade normal quando é administrada anestesia regional de bloqueio. O planeamento adequado do tratamento tem em conta a meia-vida dos factores de coagulação e as sessões de tratamento são programadas em conformidade. Por exemplo, o fator VIII tem uma semi-vida de 10 a 12 horas e a cobertura profilática com fator VIII é suficiente para o tratamento dentário realizado numa única consulta. Nas coagulopatias hereditárias ligeiras e moderadas, a desmopressina ou a 1-desamino-8-D arginina vasopressina podem ser úteis.

O tratamento de doentes com perturbações hemorrágicas adquiridas centra-se principalmente em medidas hemostáticas locais que também se aplicam a perturbações hemorrágicas hereditárias. [14]

Gestão da dor

Em doentes com coagulopatias, as injecções anestésicas de bloqueios nervosos estão contra-indicadas, a não ser que não exista uma alternativa melhor e que seja fornecida profilaxia, uma vez que a solução anestésica é depositada numa área altamente vascularizada, o que acarreta um risco de formação de hematoma. Os bloqueios habitualmente utilizados requerem níveis mínimos de fator de coagulação de 20% a 30%. O extravasamento de sangue na área orofaríngea por um bloqueio alveolar inferior ou no plexo pterigoide pode produzir inchaço grosseiro, dor, disfasia, obstrução respiratória e risco de morte por asfixia. A infiltração anestésica e a anestesia intraligamentar são alternativas potenciais ao bloqueio nervoso em muitos casos.[39] Sempre que possível, deve ser utilizado um anestésico com um vasoconstritor. A lidocaína a 2% com epinefrina 1:100.000 é adequada. A articaína 4% com epinefrina 1:100.000 fornece anestesia suficiente para a cirurgia.[14] Podem ser utilizadas técnicas alternativas, incluindo sedação com diazepam ou analgesia com óxido nitroso e oxigénio, para reduzir ou eliminar a necessidade de anestesia. Os doentes submetidos a um tratamento extenso que exija a substituição de factores podem ser tratados sob anestesia geral num bloco operatório de um hospital.[39]

Procedimentos cirúrgicos

Os procedimentos cirúrgicos implicam o maior risco de hemorragia, pelo que são necessárias precauções de segurança. Para coagulopatias, recomenda-se a transfusão de fatores apropriados para 50% a 100% dos níveis normais quando uma única infusão em bolus é utilizada em ambiente ambulatorial. Em pacientes com hemofilia, a manutenção adicional de fatores no pós-operatório pode ser necessária após cirurgias extensas. Isto pode ser feito com infusão de fator, DDAVP, crioprecipitado ou plasma fresco congelado, dependendo da condição do paciente. Cirurgias menores, envolvendo tecidos moles, podem ser realizadas com contagens de plaquetas tão baixas quanto 30.000/pl. O hematologista do doente deve ser consultado antes do planeamento e os doentes com doença grave devem ser tratados em centros especializados. [39]

Os agentes hemostáticos locais e as técnicas como a pressão, os pacotes cirúrgicos, as suturas e os stents cirúrgicos podem ser utilizados individualmente ou em combinação e podem ajudar na administração local de agentes hemostáticos, como a trombina tópica e os vasoconstritores. Há uma série de agentes hemostáticos locais disponíveis no mercado que melhoram a estabilização do coágulo. Estes incluem: gelatina absorvível; colagénio absorvível; colagénio microfibrilar e pensos de colagénio; celulose regenerada oxidada, trombina, ácido tranexâmico e ácido épsilon-aminocapróico; cola de fibrina; e plasma rico em plaquetas. Os produtos de colagénio, gelatina e celulose fornecem o suporte para as plaquetas aderirem umas às outras e formarem o tampão plaquetário. A trombina converte o fibrinogénio em fibrina, o que contribui para a formação do coágulo de fibrina. O ácido tranexâmico, juntamente com o ácido épsilon aminocapróico, inibe a ação do plasminogénio e reduz a atividade fibrinolítica do coágulo hemostático formado precocemente. A cola de fibrina é constituída por trombina, fibrinogénio, fibronectina e aprotinina. A fibronectina actua como uma proteína de ligação para o coágulo sanguíneo e a protinina atrasa a degradação do coágulo hemostático.

O plasma rico em plaquetas contém factores de crescimento libertados pelas plaquetas que aceleram o processo de cicatrização e, por conseguinte, melhoram a hemostase.[14]

Os vasoconstritores são utilizados com precaução quando necessário, devido ao risco de vasodilatação de ricochete que pode aumentar o risco de hemorragia tardia. O material hemostático absorvível comporta um risco de infeção e pode atrasar a cicatrização. Por conseguinte, estes materiais devem ser evitados em doentes imunossuprimidos. A cola de fibrina tópica pode reduzir a quantidade de reposição de factores necessária quando utilizada juntamente com antifibrinolíticos

. 39
agentes [39]

Para os doentes que tomam varfarina, o seu rácio normalizado internacional (INR) deve ser medido antes de um procedimento cirúrgico. O intervalo terapêutico normal é de 2,0-3,0. De acordo com as recomendações actuais, a maioria dos procedimentos cirúrgicos orais pode ser realizada sem alterar a dose de varfarina se o INR for inferior a 3,0. Se os valores de INR forem superiores a 3,0, sugere-se a consulta médica. É importante considerar o risco de reduzir o nível de anticoagulação em doentes a tomar varfarina devido ao risco de um evento tromboembólico. Os doentes que tomam heparina são frequentemente os que estão a fazer hemodiálise devido a doença renal em fase terminal. A heparina tem uma semi-vida curta (cerca de 5 horas) e os doentes podem frequentemente ser tratados com segurança nos dias entre a diálise. As extracções dentárias e a hemorragia associada são tratadas eficazmente com a inserção de uma esponja no local. A esponja pode ser previamente embebida com um agente antifibrinolítico, como o ácido tranexâmico ou o ácido épsilon aminocapróico. Uma esponja de gelatina absorvível só deve ser utilizada em conjunto com trombina para este efeito. Recomenda-se o fabrico de uma tala cirúrgica para pressão adicional e proteção do local. Nas extracções cirúrgicas, a secção dos dentes é útil para preservar o osso e minimizar o envolvimento dos espaços anatómicos em redor do local da cirurgia. Para evitar infeção secundária e hemorragia pós-operatória, deve ser feita uma curetagem completa dos alvéolos de extração e remoção de todo o tecido de granulação. [14] O paciente pediátrico dentário apresenta ocasionalmente exsudação prolongada de dentes decíduos esfoliantes. A administração de concentrados de factores e a extração do dente decíduo com curetagem podem ser necessárias para o conforto do doente e o controlo da hemorragia. Moss defende a extração de dentes decíduos móveis utilizando anestesia periodontal espacial sem reposição de factores após 2 dias de higiene oral vigorosa para reduzir a inflamação local. O controlo da hemorragia é obtido com pressão de gaze, e a infiltração geralmente pára em 12 horas. [15]

O manuseamento meticuloso dos tecidos moles é fundamental para evitar hemorragias excessivas. Criar um desenho de retalho conservador e minimizar a elevação do retalho são pontos-chave. Para extracções cirúrgicas, a secção dos dentes é útil para preservar o osso e minimizar o envolvimento dos espaços anatómicos em redor do local da cirurgia. Os molares mandibulares devem ser abordados com um retalho vestibular e sem reflexo de um retalho lingual. O fechamento primário do retalho deve ser realizado com suturas não reabsorvíveis ou reabsorvíveis 14.[14]

No final da cirurgia, os doentes susceptíveis de sangrar são instruídos a morder uma gaze humedecida, ou uma gaze embebida com o agente hemostático, durante 30 minutos. Após 30 minutos, a gaze é removida e a área cirúrgica é observada quanto à presença de exsudação. Se ocorrer hemorragia, são tomadas medidas adicionais. A área cirúrgica é reintroduzida e a fonte de hemorragia é identificada. O electrocautério e o laser são utilizados para controlar a hemorragia nos tecidos moles. Quando a hemorragia provém de tecidos duros, o polimento do osso e a cera de osso são os tratamentos de eleição. Quando a hemorragia estiver controlada, o doente pode abandonar o local, mas não sem morder uma gaze humedecida com soro fisiológico, um saquinho de chá ou uma gaze embebida em ácido tranexâmico. [14]

Procedimentos profilácticos orais

A saúde periodontal é de importância crítica em doentes com distúrbios hemorrágicos, uma vez que os tecidos gengivais inflamados e hiperémicos correm um risco acrescido de hemorragia. Os doentes com coagulopatias podem negligenciar a sua saúde oral devido ao medo de sangrar durante a escovagem dos dentes e o uso do fio dental, o que leva a um aumento da gengivite, da periodontite e das cáries. A sondagem periodontal, a destartarização supragengival e o polimento podem ser efectuados normalmente sem o risco de hemorragia significativa. A instrumentação ultra-sónica pode resultar num menor trauma dos tecidos. Para tecidos gravemente inflamados, recomenda-se o tratamento inicial com colutórios de clorexidina e desbridamento grosseiro para reduzir a inflamação dos tecidos antes da destartarização profunda. [14]

Procedimentos de restauração e endodontia

Os procedimentos de restauração geral não apresentam um risco significativo de hemorragia. Devem ser tomadas precauções para evitar ferir a gengiva durante a colocação de grampos, matrizes e cunhas de borracha. Deve ser utilizado um dique de borracha para evitar a laceração dos tecidos moles pelos instrumentos de corte. Os ejectores de saliva e a sucção a alta velocidade podem ferir a mucosa do pavimento da boca e causar hematoma ou equimose; por isso, devem ser utilizados com cuidado. O tratamento tópico com flúor e o uso de selantes de fossas e fissuras são terapias não invasivas importantes para diminuir a necessidade de procedimentos restauradores extensos. [15]

A terapia endodôntica é preferível à extração sempre que possível nestes doentes. A terapia endodôntica geralmente não apresenta nenhum risco significativo de sangramento e pode ser realizada rotineiramente.[15] É importante verificar o comprimento de trabalho do canal e manter a instrumentação dentro do espaço do canal para evitar hemorragias nos tecidos periodontais. A hemorragia do tecido pulpar pode ser controlada através da remoção completa de qualquer tecido remanescente e da utilização de hipoclorito de sódio como irrigante. A pasta de hidróxido de cálcio como medicamento pode ser utilizada para controlar a hemorragia. A hemorragia contínua no forame apical pode causar problemas se a obturação final do canal radicular for colocada precocemente.[48] Os procedimentos cirúrgicos endodônticos podem exigir uma terapia de substituição de factores. As pulpotomias podem ser efectuadas sem hemorragia pulpar excessiva.

As coroas de aço inoxidável devem ser preparadas de modo a permitir uma remoção mínima do esmalte nas áreas gengivais. [15]

Procedimentos ortodônticos e protéticos

Os aparelhos removíveis e fixos podem ser utilizados sem preocupações, desde que seja respeitada a integridade da mucosa e a saúde gengival e periodontal atual. Deve ter-se o cuidado de evitar que os aparelhos ou as próteses entrem em contacto com os tecidos moles, reduzindo assim o risco de equimose. O trauma deve ser minimizado através de ajustes cuidadosos após a inserção e deve ser dada ênfase a uma excelente higiene oral atraumática. [48]

Escolha do medicamento

Muitos medicamentos prescritos na prática dentária, especialmente o AAS (ácido acetil salisílico), podem interferir com a hemostase. Além disso, muitos medicamentos interagem com os anticoagulantes, aumentando a sua potência e o risco de hemorragia. Quando utilizados por períodos prolongados, o AAS e os anti-inflamatórios não esteróides (AINEs) podem aumentar o efeito da varfarina. Se o AAS tiver de ser retirado, isso deve ser feito em

pelo menos 10 dias antes da cirurgia. Na maioria dos casos, a terapêutica com AAS não necessita de ser interrompida e as medidas hemostáticas locais são suficientes para controlar a hemorragia. O acetaminofeno também pode interagir com a cumarina e a sua utilização deve ser limitada a menos de seis comprimidos por semana. Antibióticos como as penicilinas, a eritromicina, o metronidazol, as tetraciclinas e o miconazol têm efeitos potenciadores sobre a varfarina. Além disso, o metranidazol, a cefalosporina, a anficilina e a amoxicilina+ácido clavulânico potenciam a ação da cumarina. Deve ter-se cuidado ao prescrever estes medicamentos a doentes com tendências hemorrágicas ou que estejam a receber terapêutica anticoagulante, podendo ser desejável consultar o médico do doente antes de planear o regime de dosagem.[39]

A clindamicina deve ser o antibiótico de eleição nestes doentes, e uma dose mais baixa de acetaminofeno durante um curto período de tempo é o regime recomendado para o controlo da dor pós-operatória. Quando são administrados outros medicamentos que afectam a biodisponibilidade ou o metabolismo da cumarina, são realizados testes suplementares do rácio normalizado internacional para avaliar o efeito anticoagulante. [14]

Medidas pós-operatórias

O controlo pós-operatório é crucial para a prevenção de hemorragias. As recomendações gerais sublinham a importância de um bom cuidado da área cirúrgica. A lavagem é proibida no dia da cirurgia e o local de cicatrização não deve ser perturbado. Deve ser dada especial atenção aos movimentos da língua que interferem com a cicatrização e a ingestão de alimentos. Recomenda-se vivamente a ingestão de líquidos e uma dieta rica em proteínas. A utilização de colutórios anti-fibrinolíticos é altamente recomendada no dia seguinte ao tratamento cirúrgico. O regime pode consistir em bochechos com 10 ml de solução de ácido transexâmico a 4,8-5%, quatro vezes por dia, durante 2 minutos. O enxaguamento pode ser efectuado durante um período de 2-5 dias e pode ser prolongado até 8 dias. O profissional de medicina dentária deve ter cuidado ao prescrever antibióticos e medicamentos para a dor. [14]

Se o hematoma se formar em resultado de uma injeção anestésica ou de outro traumatismo dentário ou espontaneamente, está indicada a utilização de um antibiótico de largo espetro para prevenir a infeção durante a resolução. Se a hemorragia resultar de uma doença sistémica supressora da medula óssea ou da utilização de medicamentos quimioterapêuticos, podem ser necessários antibióticos para prevenir a infeção causada por procedimentos dentários indutores de bacteriemia quando a produção de neutrófilos maduros funcionais estiver substancialmente diminuída. [15]

14. <u>CONCLUSÃO</u>

As crianças com hematomas e hemorragias são um grande desafio para o pediatra. Uma criança submetida a uma avaliação de sintomas hemorrágicos ligeiros/moderados continua a ser um desafio diagnóstico. O primeiro passo na avaliação seria uma quantificação objetiva dos seus sintomas hemorrágicos, seguida de uma quantificação objetiva dos sintomas hemorrágicos dos seus familiares. Por fim, se se suspeitar de uma doença hemorrágica (com base nos antecedentes hemorrágicos pessoais e/ou familiares), são necessários testes laboratoriais específicos para chegar a um diagnóstico. Os testes de rastreio para as deficiências dos factores de coagulação são considerados fiáveis, disponíveis por rotina e fáceis de realizar. No entanto, para os defeitos hemostáticos primários, os vários testes de rastreio ainda não provaram ser fiáveis, pelo que é necessário encaminhar o doente para uma consulta especializada de hematologia e para testes laboratoriais específicos.

Os conceitos actuais sublinham que o tratamento de doentes com distúrbios hemorrágicos pode ser efectuado com segurança num consultório dentário. Devem ser cumpridos critérios específicos. Os profissionais de medicina dentária devem estar conscientes do possível desenvolvimento de complicações hemorrágicas e, como tal, devem ser implementados protocolos de gestão. A comunicação e a cooperação estreita com o profissional de cuidados médicos e, em particular, com o hematologista, são essenciais. O prestador de cuidados dentários deve fornecer uma descrição pormenorizada do procedimento dentário, para que o profissional de saúde possa compreender bem os procedimentos planeados e prestar aconselhamento médico adequado. A realização de uma história clínica pormenorizada, o cumprimento dos princípios da hemostase e o exercício de um juízo clínico racional contribuem para o tratamento dentário eficaz dos doentes com distúrbios hemorrágicos.

BIBLIOGRAFIA

1. Mohan. H. Doenças do sangue e do tecido linfático. Essential pathology for dental students, 3rd edition. Nova Deli, Jaypee Brothers Medical Publishers, 2009; 434-512.

2. Chaudhari. S.K. Blood. Concise Medical Physiology, 5th edition. Calcutá, Agência Central do Livro, 2006; 19-65.

3. Revel V.S, Rand L.M. An approach to the Diagnosis of Mild and Moderate Bleeding Disorders in Children (Uma abordagem ao diagnóstico de perturbações hemorrágicas ligeiras e moderadas em crianças). JCD 2010; 1-6.

4. T I Md Sadequel.BleedingDisorders.2009;119www.flashnet/.../part1/Haemorrhagic_d isorders.pdf

5. Deborah L. Brown. Distúrbios hemorrágicos congénitos. Curr Probl Pediatr Adolesc Health Care 2005; 38-59.

6. Taeusch Ballard. Doenças hemostáticas em recém-nascidos. Doenças do recém-nascido de Avery, Sétima edição.2007;1045-1078

7. Hoffman R, Benz E.J, Shattil S.J, Furie B, Silberstein L.E, McGlave P, Heslop H.E.Molecular level of Blood coagulation. Haematology basic principles and practice, fifth edition.Chaina, Churchil Livington Elsevie, 2009; 1819-1836.

8. Avery. D. Mc. Management of Medically compromised patients, Haematology, Oncology, Hepatitis and AIDS.Dentistry for the Child and Adolescent, 9th edition. Missouri, Mosby An imprint of Elsevier 2011; 487509.

9. Brewer A. Correa M.E. Guidelines for dental treatment of patients with Inherited bleeding disorders (Directrizes para o tratamento dentário de pacientes com doenças hemorrágicas hereditárias). Tratamento da Hemofilia, Federação Mundial de Hemofilia, 2006;40:1-8.

10. Robbins K.C. Haematopoiteic and lymphoid systems. Basic Pathology, 6th edition. Singapura, Harcaurt ASIA PTE. LTD, 1999; 340-392.

11. Gyton e Hall. Blood cells, Immunity and Blood clotting, Text book of Medical Physiology 11th edition. Philadelphia, Saunders, 2007; 419-428.

12. Underwood J.C E. Blood and Bone marrow (Sangue e medula óssea). Patologia Geral e Sistemática, 4th edition. Landon, Churchill Livingstone, 2004;615-672.

13. Ommen C.H.V. Prática clínica da criança com hemorragia. Parte I: distúrbios hemostáticos primários. Eur J Pediatr 2012; 171 (1): 1-10.

14. Vassilopoulos P, Palcanis K. Distúrbios hemorrágicos e periodontologia. Periodontologia 2000;44: 211-223

15. Navio. G G. Distúrbios da hemorragia e da coagulação. Burkit's Oral Medicine, 11th edition. Hamilton, B C Decker, 2008;411-432.

16. Holderried M, Baur M, Pfister M. Impact of Hereditary Hemorrhagic Telengiectasia on Quality of Life (Impacto da Telengiectasia Hemorrágica Hereditária na Qualidade de Vida). The Open Otorhinolaryngology Journal 2010; 4:55-61.

17. Lanzkowsky P. Distúrbios das plaquetas. Schulman B.E. Manual of Pediatric Hematology and Oncology, EUA, Churchill Livingstone,1995;185-238.

18. Parapia A L , Jackson C. Síndrome de Ehlers-Danlos - uma revisão histórica. British Journal of Haematology 2008; 141: 32-35.

19. Mao J R, Bristow J. A síndrome de Ehlers-Danlos: para além dos colagénios. The Journal of Clinical Investigation 2001;107(9):1063-1069.

20. Yen J L, Lin S P, Chen M R, Niu D M. Características clínicas da síndrome de Ehlers-Danlos. J Formos Med Assoc 2006; 105(6):475-480.

21. Cattaneo M, Paolo O S. Inherited platelet- based bleeding disorders. Journal of Thrombosis and Haemostasis 2003;1:1628-1636.

22. Neunert CE, Journeycake J M. Distúrbios congénitos das plaquetas. Clínicas de

Hematologia/Oncologia da América do Norte, 2007; 663-683.

23. Nurden P, Nurden A T. Doenças congénitas associadas à disfunção plaquetária. Thromb Haemost 2008;99:253-263.

24. Podda G M, Pugliano M, Cattaneo M. Distúrbios congénitos da função plaquetária. European Hematology 2008;43-47.

25. Javed A, Ayyub M, S Abrar, M Mansoor, KhaN B,T Hussain. Relato de caso de controlo de episódio hemorrágico grave em caso de trombastenia de Glanzmann refractária à terapia de transfusão de plaquetas através da administração de fator VIIa recombinante.J Ayub Med Coll Abbottabad 2009;21(2): 171-173.

26. Nurden A T. Glanzmann thrombasthenia.Orphanet Encyclopedia 2005;1-11.

27. Spurej E M, Pittendreigh C, Wu J K. Diagnosticar a doença do pool de armazenamento de ô-plaquetas em crianças por citometria de fluxo. Am J Clin Pathol 2007;127: 626- 632.

28. Saint-Basile G D. Síndrome de Griscelli. Enciclopédia Orphanet 2003; 1-4.

29. Saint-Basile G D. Síndrome de Wiskott-Aldrich. Enciclopédia Orphanet 2003; 1-3.

30. Orange J S, Stone K D, Krzewski K. Biomedicina e Doenças: Revisão - A síndrome de Wiskott-Aldrich. CMLS, Cell. Mol.Life Sci 2004;61: 2361-2385.

31. Cines D B, Bussel J B, McMillan R B, Zehnder J L. Trombocitopenia congénita e adquirida. Sociedade Americana de Hematologia 2004; 390-406

32. Sehbai A S, Abraham J, Brown V K. Perioperative Management of a Patient With May-Hegglin Anomaly Requiring Craniotomy (Gestão Perioperatória de um Paciente com Anomalia de May-Hegglin que Requer Craniotomia). American Journal of Hematology 2005; 79:303-308.

33. Chalmers E. Neonatal coagulation problems Arch Dis Child Fetal Neonatal Ed. 2004; 89(6): 475-478

34. Biswas A C, Molla M A M, Moslem K A. Afibrinogenemia congénita. Anais da Medicina

Saudita 2000;20: 283-284.

35. Nichols W.L et.al. Guidelines von Willebrand disease: evidence based diagnosis and management guidelines, the National Heart, Lung and Blood Institute Expert panel report. Hwemophilia 2008;14:171-232.

36. DiMichele D, Neufeld E J. Hemophilia A New Approach to an Old Disease (Hemofilia: uma nova abordagem a uma doença antiga). Hematology/Oncology Clinics Of North America 1998;12(6): 1315-1344.

37. Isarangkura P, Chuansumrit A. Deficiência de vitamina K em bebés. 1999;154- 159.

38. Dalainas I. Patogénese, diagnóstico e tratamento da coagulação intravascular disseminada: uma revisão da literatura. European Review for Medical and Pharmacological Sciences 2008; 12: 19-31

39. Gupta A, Epstein J B, Cabay R J. Distúrbios hemorrágicos de importância em cuidados dentários e gestão de doentes relacionados. JCDA 2007; 73 (1): 77-84

40. Holderried M, Baur M, Pfíster. Impacto da Telengiectasia Hemorrágica Hereditária na Qualidade de Vida. The open Otorhinolaryngology Journal 2010;4:55-61.

41. Russell S D, Roth G J. Pseudo doença de von Willebrand: uma mutação no gene da glicoproteína plaquetária Ib alfa associada a um recetor de superfície hiperativo. Blood journal1993; 81: 1787-1791.

42. Nathan D G, Orkin S H. Hemostasis. Meloni D. Hematology of Infancy and Childhood, 2nd edition.Elsevier, 2003;1457-1573.

43. Lilleyman J S, Hann I M, Blanchette V S. Hemophilia A AND B. Pediatric Hematology, 2nd edition.Churchill Livingstone, 1999;585-600.

44. Departamento de Medicina Laboratorial da Universidade de Washington Serviços Laboratoriais de Referência. Handbook of diagnostic hemostasis and thrombosis tests, 3rd edition, 2005.

45. Ballard T. Sistema hematológico. Avert's Diseases of the Newborn, 7th edition.2007;1045-1070.

46. Althaus K, Greinacher A. Distúrbios das Plaquetas Relacionados com o MYH9. Semin Thromb Hemost 2009;35:189-203

47. Saba H I, Morelli G A. The Pathogenesis and Management of Disseminated Intravascular Coagulation (A Patogénese e a Gestão da Coagulação Intravascular Disseminada). Clinical Advances in Hematology & Oncology2006;4(12): 919-926.

48. Shahid S, Protocolo para o tratamento dentário de pacientes com doenças hemorrágicas hereditárias 2010; (1):2 - 35.

49. Avery T.B.Haemostatic Disorders in the Newborn, Schafefr and Avery's Diseases of the Newborn, 6th edition.2007;717-789.

50. www.UCSFbenioffchildrens.org/pdf/manuals.NeonatalCoagulationDisorders, UCSF Childrens Hospital at UCSF Medical Centre,2004;115-117.

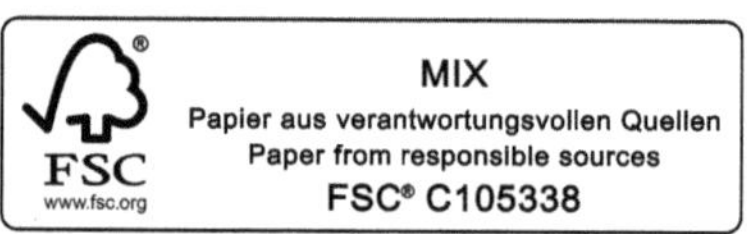

Printed by Books on Demand GmbH, Norderstedt / Germany